RAPPORT GÉNÉRAL

A M. LE MINISTRE

DE L'AGRICULTURE ET DU COMMERCE

SUR

LES ÉPIDÉMIES

POUR LES ANNÉES 1870, 1871, 1872

FAIT AU NOM DE LA COMMISSION PERMANENTE DES ÉPIDÉMIES
DE L'ACADÉMIE DE MÉDECINE

PAR

M. le Dr DELPECH

RAPPORTEUR

PARIS

G. MASSON, ÉDITEUR

LIBRAIRE DE L'ACADÉMIE DE MÉDECINE

17, Place de l'École-de-Médecine

1875

RAPPORT

SUR

LES ÉPIDÉMIES

POUR LES ANNÉES 1870, 1871, 1872

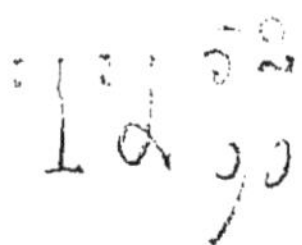

CORBEIL. — TYP. ET STÉR. DE CRÉTÉ FILS.

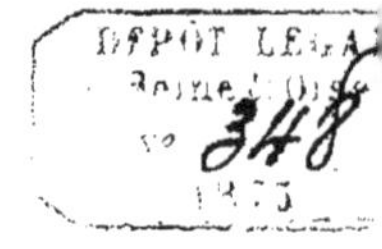

RAPPORT

SUR

LES ÉPIDÉMIES

POUR LES ANNÉES 1870, 1871, 1872

PRÉSENTÉ A L'ACADÉMIE DE MÉDECINE

PAR

M. DELPECH

RAPPORTEUR

PARIS
G. MASSON, ÉDITEUR
LIBRAIRE DE L'ACADÉMIE DE MÉDECINE
17, Place de l'École-de-Médecine

1875

RAPPORT GÉNÉRAL

PRÉSENTÉ A M. LE MINISTRE DE L'AGRICULTURE ET DU COMMERCE

PAR L'ACADÉMIE DE MÉDECINE

SUR

LES ÉPIDÉMIES

POUR LES ANNÉES 1870, 1871, 1872

Par M. DELPECH, rapporteur.

Monsieur le Ministre,

En vous présentant son rapport annuel sur l'état sanitaire de la France pour l'année 1872, l'Académie de médecine constate que cette période a été remarquable par le petit nombre des affections épidémiques qui se sont manifestées pendant sa durée. Autant l'année 1871 avait été tristement féconde en épidémies désastreuses, autant l'année 1872 s'est montrée satisfaisante en raison du peu d'importance relative de celles dont l'étude a été transmise à l'Académie.

Dans les documents qu'il nous a été donné d'examiner nous trouvons en effet que 6 départements ont déclaré n'avoir été atteints par aucune maladie épidémique; 37 autres ont envoyé des documents plus ou moins complets qui seront analysés dans ce rapport.

Mais nous avons ici dès l'abord un regret à exprimer : la moitié des départements, 43 sur 86, n'ont fait parvenir aucune note, aucun compte rendu de leur état sanitaire. Sans doute quelques-uns d'entre eux ont pu se rencontrer dans des conditions aussi favorables que les 6 départements qui se sont déclarés complétement indemnes de tout fait épidémique. Mais cette heureuse condition ne peut s'être réalisée dans une proportion aussi considérable, et il était, dans tous les cas, nécessaire pour les départements complétement favorisés d'envoyer un état, fût-il négatif, qui permît d'établir sur des bases exactes la statistique générale dont le devoir incombe à l'Académie.

Elle sera donc réduite, Monsieur le Ministre, à se borner pour 1872 à l'étude des documents envoyés par 37 départements.

Mais elle a cru devoir, pour cette fois seulement, faire exception aux réserves que lui tracent ses règlements. Dans les circonstances ordinaires, le rapport général sur les épidémies laisse de côté tous les faits qui appartiennent aux années antérieures à celles dont il présente le tableau, mais en raison des difficultés qui ont empêché pendant le cours de l'année 1871 la recherche et la transmission des rapports de détail, sur une grande partie du territoire, un grand nombre de ces documents étaient restés en arrière et n'ont pu prendre place dans le compte rendu général que l'Académie vous a présenté l'année dernière.

Elle a pensé qu'il serait regrettable que ces travaux, dont un certain nombre présentent un réel intérêt, fussent passés sous silence, et, prenant en considération les malheurs des temps, les difficultés vaincues et le zèle de ses correspondants, elle vous a proposé quelques-uns d'entre eux pour les récompenses qu'ils avaient méritées quoique leurs travaux ne fussent pas arrivés en temps utile. Elle a de plus achevé le tableau dressé il y a un an, en donnant celui des documents envoyés pour 1871 après l'époque réglementaire. Enfin, elle a complété ce qui concerne l'année 1870 en donnant le simple tableau des rapports qui lui sont parvenus.

Toutefois l'Académie fait remarquer que cette dérogation à ses règlements n'a pu être motivée que par des circonstances douloureusement exceptionnelles.

Il est indispensable, en effet, pour la régularité du service, que tous les faits qui peuvent lui permettre de remplir l'important mandat de formuler d'une manière authentique et complète l'état sanitaire de la France, lui soient connus à époque fixe. A défaut de cette régularité, son travail perd toute vue d'ensemble et ne porte plus que sur des faits de détail intéressants sans doute, mais auxquels leur isolement enlève la plus grande part de leur signification.

La comparaison des conditions variées du développement et de la marche des épidémies peut seule en effet donner lieu à des déductions qui amènent à leur suite l'indication des mesures propres à les prévenir et à les combattre.

Il y a donc là un intérêt de première importance et l'Académie, qui soumet ces vues à votre appréciation, vous demande, Monsieur le Ministre, de donner des ordres pour que tous les préfets lui adressent en temps opportun, c'est-à-dire du 1er janvier au 1er juillet, le rapport des épidémies observées dans leurs départements pour l'année précédente; ce rapport n'eût-il pour effet que d'affirmer l'absence de toute maladie épidémique dans leur circonscription.

En vous demandant de faire exécuter avec plus de régularité les prescriptions relatives au service des épidémies, l'Académie est forcément amenée à se demander si une organisation plus complète ne donnerait pas des résultats plus heureux.

L'un de ses correspondants, M. le Dr Meilheurat, médecin des épidémies de l'arrondissement de la Palisse, et dont elle a souvent récompensé les travaux, après avoir constaté dans cette circonscription l'absence de toute épidémie, et, pour la commune de la Palisse, un nombre de décès moindre de moitié pour l'année 1872 comparée à l'année 1871, entre dans quelques considérations sur la nécessité de réglementer à nouveau le service des épidémies.

« L'organisation actuelle, dit-il, consiste en un médecin dit des épidé-« mies, nommé par le Ministre dans chaque arrondissement; ce médecin « doit être appelé à étudier sur place les épidémies et maladies régnantes, « il doit prendre les mesures que les circonstances exigent et en faire « son rapport au sous-préfet. Il doit de plus adresser chaque année un « rapport général sur l'état sanitaire de son arrondissement, rapport qui « sera transmis à l'Académie de médecine. »

L'auteur, après avoir constaté que très-fréquemment les médecins n'adressent point de rapport, émet l'opinion que l'organisation même du service est la cause de cette inobservance des règlements.

Pour des raisons variées, l'autorité fait rarement appel au médecin des épidémies et il ne peut, lorsque l'époque de formuler son rapport est arrivée, y constater que ce qui s'est passé sous ses yeux. Il ignore tou les faits qui se sont produits dans les cantons voisins du sien. Frappé de l'insuffisance du document qu'il devrait produire, il s'abstient.

Il en était autrement, dit M. le docteur Meilheurat lorsque la médecine cantonale était organisée dans le département de l'Allier. Ce médecin zélé obtenait alors par l'intermédiaire du sous-préfet des rapports de chaque médecin cantonal, et ces rapports lui permettaient de constituer son rapport général. La suppression de ces médecins l'a réduit à ses propres forces et il « n'hésite pas à affirmer qu'il lui est impossible « de satisfaire convenablement aux vœux de l'Académie et aux pres- « criptions de l'administration. »

Il propose de charger les médecins vaccinateurs, dont l'organisation est générale en France, de prévenir immédiatement le sous-préfet de l'apparition des épidémies et de dresser à la fin de chaque annuité le compte rendu de celles qu'ils auraient observées. Ces médecins, réunis au commencement de chaque année à la sous-préfecture, nommeraient un rapporteur général tout en restant libres de publier leurs rapports particuliers ou de les adresser à l'Académie.

Sans se prononcer d'une manière formelle sur les vues exposées par son correspondant, l'Académie constate qu'il y a quelque chose à faire.

A une époque encore récente, l'organisation de la médecine cantonale avait paru prendre en France un développement important qui s'est arrêté sous l'action de causes multiples, parmi lesquelles les événements politiques ont joué un grand rôle. Au point de vue de l'étude des épidémies le rapport de M. Meilheurat montre combien cette institution était féconde dans le département de l'Allier. C'est la seule considération qui puisse nous occuper ici, mais l'Académie devait vous la soumettre.

Elle y était amenée encore par l'examen d'un des documents que vous lui avez transmis : *Le rapport du Comité consultatif sur le service de la médecine cantonale pour le département de la Sarthe pendant l'année* 1872. Dans ce travail imprimé, et à l'occasion des soins donnés aux indigents par les médecins cantonaux, nous trouvons des renseignements intéressants sur les maladies qui ont spécialement régné dans le département de la Sarthe. Il se complète par une étude très-bien faite sur les décès de la ville du Mans, considérés au point de vue de leurs causes, de l'âge des personnes décédées et des mois pendant lesquels les décès se sont produits.

Il est impossible de laisser passer sans éloges ce rapport qui peut être encore perfectionné, mais qui, tel qu'il est, constitue un véritable progrès par l'exactitude des renseignements fournis. Il permet de se faire une idée exacte de l'état sanitaire du département de la Sarthe, très-favorable d'ailleurs pendant l'année 1872, et il apporte un argument puissant en faveur du fonctionnement de la médecine cantonale appliquée au service des épidémies.

Cette action commune des médecins cantonaux n'a supprimé d'ailleurs en aucune façon l'initiative des médecins des épidémies. Ainsi M. le docteur Jules Le Bèle, dont l'Académie a pu souvent apprécier le zèle et l'habileté, ne s'est pas cru dispensé, après avoir participé au rapport général, de nous envoyer son rapport particulier. En l'absence d'épidémies bien caractérisées, il a étudié les conditions météorologiques de l'année 1872, et les affections qui prennent souvent le caractère épidémique et contagieux, traitées pendant cette période à l'hôtel-Dieu du Mans.

A ces deux témoignages en faveur de l'adjonction d'un nombre plus considérable de médecins dans le service des épidémies, nous pouvons ajouter l'opinion de M. le docteur H. Lallemant, de Dieppe. Ce correspondant demande que dans chaque canton un médecin en soit chargé. Il insiste, comme M. Meilheurat, sur l'insuffisance forcée d'un rapport général établi par un médecin auquel il n'est fourni que des renseignements nuls ou incomplets.

Si nous voulions relever les exemples nombreux que nous fournit le dossier complet des documents qui nous ont été adressés pour l'année 1872, l'insuffisance du service deviendrait trop évidente. Nous nous contenterons de la signaler dans le département qui peut-être a envoyé les documents les plus complets à l'Académie, le département de Seine-et-Oise. Deux médecins des épidémies parmi les plus distingués, ceux des arrondissements de Rambouillet et d'Étampes, se plaignent de n'avoir reçu aucun renseignement et de ne pouvoir faire des rapports circonstanciés. Toutefois M. le docteur Remilly, de Versailles, se fondant sur les renseignements fournis par 127 médecins, dont le plus grand nombre appartient au service médical des pauvres, a pu formuler un excellent rapport rempli de faits, et dans lequel l'état sanitaire du département est établi de la manière la plus nette et la plus satisfaisante.

Cet exemple vient donc encore à l'appui de l'opinion de ceux qui demandent la décentralisation pour les études de détail du service des épidémies (Morbihan, Somme).

L'Académie doit des éloges particuliers à deux départements qui envoient des rapports imprimés où elle trouve tous les renseignements qu'elle peut désirer, les départements de la Charente-Inférieure, de la Somme et du Morbihan. Ce dernier surtout se distingue par l'exactitude et la précision les plus louables, il fait le plus grand honneur à son habile et zélé rédacteur le docteur Fouquet, de Vannes.

Après vous avoir présenté, Monsieur le Ministre, quelques observations générales sur le fonctionnement médical du service des épidémies, l'Académie vous adresse la prière d'exiger de la part des bureaux des préfectures plus de soin dans la collection et le classement des documents recueillis. Nous pourrions citer telle feuille statistique parvenue sans signature ou pourvue d'une signature illisible sans indication de commune, de canton, d'arrondissement, de département. Quel parti tirer de renseignements semblables ? Une exactitude, un contrôle plus sévères doivent être exigés des bureaux préfectoraux, si l'on veut que l'Académie puisse remplir sa mission d'une manière sérieuse et utile.

Dans le compte rendu actuel, nous commencerons par ce qui concerne l'année 1871. L'importance des documents que nous résumerons résulte de ce fait que 24 départements, 13 seulement de moins que pour l'année 1872 tout entière, ont envoyé des tableaux plus ou moins complets de leur état sanitaire. 3 autres ont déclaré n'avoir pas eu d'épidémie. Si nous entrons dans les détails, nous voyons que parmi les arrondissements :

23 ont déclaré n'avoir pas eu d'épidémie ;

89 sont signalés comme ayant été éprouvés par la variole ;

13 par la rougeole ;

5 par l'angine couenneuse (diphthérie) ;

8 par la scarlatine ;

10 par la dysenterie ;

20 par la fièvre typhoïde ;

1 par la fièvre muqueuse ;

1 par la coqueluche ;

1 par la suette ;

1 par la fièvre intermittente.

VARIOLE. Ces chiffres établissent que la variole est en 1871 l'affection qui a régné en France avec le plus d'intensité. Personne ne peut oublier les véritables désastres dont elle a été l'origine en 1870. Ils ont été bien cruels encore en 1871.

Parmi les départements les plus maltraités, nous citerons les suivants :

Aisne : 29 communes des arrondissements de Laon, Saint-Quentin et Vervins.

Aveyron : 52 communes de l'arrondissement de Villefranche.

Basses-Alpes : 33 communes de l'arrondissement de Digne.

Deux-Sèvres : 197 communes.

Gers : 243 communes pour les 5 arrondissements.

Nord : 70 communes.

Saône-et-Loire : 146 communes.

Tarn : 93 communes de l'arrondissement d'Albi.

Enfin plus de 1,200 communes sont désignées comme atteintes par cette seule affection.

Ces chiffres très-incomplets, puisqu'ils ne viennent qu'en complément du rapport précédent, donnent une idée de la généralisation considérable encore de l'affection variolique, en 1871.

Les chiffres qui signalent la mortalité des arrondissements ou des communes sont plus exacts, parce qu'ils portent sur des faits de détail plus faciles à contrôler; parmi celles qui ont été frappées avec une gravité exceptionnelle nous citerons :

Ain : Arrondissement de Nantua, commune d'Oyonnax (3,500 habitants), 250 varioleux, 48 décès.

Alpes-Maritimes : Arrondissement de Nice, commune de Coaraza (770 habitants), 83 varioleux, dont 52 enfants, — 30 décès, dont 22 enfants.

Belfort (territoire de) : 1/35 de la population 857 individus atteints par la variole, 242 morts, peu de malades au-dessous de 15 ans.

Côtes-du-Nord : Commune de Cesson, 102 malades, 27 morts.

Deux-Sèvres : Arrondissement de Melle, 1739 malades, 564 décès.
Bressuire, 1309 — 355
Niort, 1404 — 459

Orne : Ville d'Alençon, 1.600 personnes atteintes.

Vosges : Arrondissement de Neufchâteau, 5 cantons, 1,232 cas, 291 décès.

Les résumés généraux donnent pour quelques départements des chiffres de mortalité très-élevés.

Côtes-du-Nord, 7,085 cas, 2,369 décès.
Aveyron, 5,375 — 1,477 décès.

Dans le département des Côtes-du-Nord, 476 personnes restèrent en outre estropiées ou défigurées.

Il n'est pas besoin de démontrer à nouveau ce fait si connu de la gravité plus grande que prend en général une même affection lorsqu'elle règne d'une manière épidémique. Toutefois, il est utile de signaler les chiffres différentiels obtenus par divers observateurs.

D'après M. le docteur Guibert la mortalité par la variole dans l'arrondissement de Saint-Brieuc, était, à d'autres époques, de 1 décès sur 11 personnes atteintes. Dans l'épidémie de 1871, elle s'est élevée à 1 sur 4 ou 5. — A Cesson, où la statistique a été faite avec soin, il y a eu 27 morts sur 102 malades. L'insuffisance de la vaccination a été la cause évidente de la gravité de la maladie.

Dans 6 communes de l'arrondissement de Boussac (Creuse), il y a eu 67 décès sur 291 cas, ou près de 1 sur 4.

Sur certains points la variole a régné en même temps que d'autres affections épidémiques.

Dans le village de Feuquières (Oise), qui compte 1,200 habitants, il se produisit en moins de 6 mois 100 décès sous l'influence d'une triple épidémie de variole, de rougeole et de scarlatine.

L'influence de la vaccination fut très-marquée dans le département de l'Eure.

Dans l'épidémie de 1870-1871, d'après M. le docteur Fortin, dont il faut signaler particulièrement l'excellent rapport, sur 3,286 cas de variole constatés, il y eut 2,223 guérisons et 1,063 décès.

Parmi les malades guéris, il faut compter 397 vaccinés, tandis que les non vaccinés donnaient 562 décès. Les vaccinés ont donné 21,53 décès et les non vaccinés 59 décès pour 100 malades. Ainsi, même dans ces terribles épidémies où une vaccination ancienne n'a pu préserver de la contagion un certain nombre de ceux qui y étaient exposés, elle a du moins exercé sur la gravité une salutaire influence.

Le docteur Benoît, de Giromagny, qui a étudié avec grand soin tout ce qui concerne l'arrondissement de Belfort, nous apprend que dans la ville et pendant le siége, 319 personnes succombèrent à la variole. 857 cas furent constatés dans les 54 communes de l'arrondissement; les décès s'élevèrent au chiffre de 242, soit 39 pour 100, proportion énorme qu'expliquent les malheurs de la guerre.

Bien que l'épidémie variolique se soit inégalement répartie dans les différentes régions de la France, elle s'est montrée cependant dans des lieux très-éloignés l'un de l'autre et sur toute la surface de notre territoire. Le département du Loiret et celui des Bouches-du-Rhône, ceux des Hautes-Alpes, des Basses-Alpes, des Alpes-Maritimes, l'arrondissement de Belfort et la Bretagne tout entière, ont été frappés comme les départements du centre et le département de la Seine, si gravement éprouvé pendant le siége de Paris.

L'immunité déjà ancienne de certaines localités n'a pas été respectée. La ville de Périgueux n'avait pas eu depuis 15 ans d'épidémie variolique, en 1871-1872, 113 décès par la variole y furent constatés.

Quelques exemples d'importation de l'affection variolique doivent être signalés ici. A Merck-Saint-Liéven (Pas-de-Calais) (docteur Mantel), une jeune fille, de 19 ans, fut apportée morte de la commune de Cléry. Son corps séjourna pendant 24 heures dans la maison de ses parents. Ceux-ci prirent la variole qui se communiqua au curé qui les avait soignés, à la mère de ce dernier et successivement à treize personnes dont neuf succombèrent.

Ce fait très-intéressant démontre d'une manière fort nette la nécessité des précautions hygiéniques, dont il faut entourer les cadavres des varioleux et le danger qu'ils font courir aux personnes avec lesquelles ils sont en contact.

On ne peut donc qu'approuver les mesures prises dans quelques villages de la Charente-Inférieure pour l'inhumation des cadavres des varioleux dans les délais les plus courts que permette la loi, et dans quelques cas exceptionnels avant même leur expiration.

Ce n'est point non plus sans raison que M. le docteur Geneuil (de Jonzac) conseille de faire conduire les corps aux cimetières dans des chars au lieu de les faire transporter à bras d'hommes, afin d'éloigner autant que possible les contacts prolongés.

A Formerie et à Feuquières (Oise) (docteur Évrard), la variole aurait été importée des communes infectées par des personnes qui n'auraient pas elles-mêmes contracté la maladie. Le même fait se serait produit à Thouars (Deux-Sèvres), suivant le docteur Barré, en 1867, et, chose

2

remarquable, un vieillard qui l'avait apportée à sa femme ne l'aurait contractée à son tour qu'en lui donnant ses soins.

D'ailleurs le fait de la transmission par les personnes qui sortaient de Paris, après l'ouverture des portes qui suivit la capitulation et qui elles-mêmes ne furent point atteintes, est affirmé par plusieurs observateurs. Dans l'ouest de la France, la propagation de l'épidémie reçut une puissante impulsion par le retour des mobilisés qui avaient séjourné au milieu de foyers contagieux.

Les linges et les vêtements qui avaient servi aux varioleux devinrent sur plusieurs points l'origine des épidémies ou la cause de leur persistance. Dans quelques localités, la sécheresse avait mis obstacle à ce que les linges fussent convenablement lavés et leur accumulation parut exercer une regrettable influence.

A Belfort, la vente du linge et des effets des militaires qui avaient succombé, devint une cause terrible de dissémination de la maladie. Les brocanteurs qui en firent l'acquisition, les revendirent dans les communes voisines, et particulièrement à Giromagny. Le lavage fut fait en général à la main, et par un simple savonnage. L'épidémie se développa aussitôt. En un mois, 36 cas de variole se déclarèrent; 24 furent mortels.

Le docteur Benoît tire de ses observations cette conclusion, que la durée de la période d'incubation a oscillé entre 13 et 17 jours. Ce dernier chiffre paraît trop élevé, si on le compare à celui que les recherches les plus exactes, celles de M. le docteur Laboulbène, en particulier, ont établi.

Le même observateur affirme que la contamination est toujours provenue d'un variolé ayant plus de dix jours de maladie.

Bien qu'il soit permis de conserver des doutes sur l'exactitude absolue de cette assertion, toujours difficile à contrôler dans le cours d'une épidémie, il n'en faut pas moins en tenir un compte sérieux. L'inoculation permet sans contredit d'établir que la variole est transmissible à une époque beaucoup moins avancée; mais la diffusion spontanée des germes exige peut-être l'ouverture des pustules par suite de la suppuration.

Dans les douloureuses circonstances développées par cette cruelle épidémie, l'Académie est heureuse, Monsieur le Ministre, de constater que le zèle du corps médical n'a point été au-dessous de son dévouement habituel.

C'est ainsi qu'à Oyonnax (Ain), ville de 3,500 âmes, où de nombreux ouvriers quincailliers et tabletiers sont réunis, 250 habitants ayant été atteints de variole et 48 ayant succombé, le docteur Beroud fit appel à tous les médecins et aux sages-femmes pour le seconder en pratiquant en masse les vaccinations et les revaccinations.

Beaucoup d'autres médecins s'empressèrent de combattre, par cette merveilleuse influence de la vaccine, l'extension des épidémies varioliques; et, pendant le siége de Paris, tous les efforts de l'Académie et du conseil de salubrité furent mis en œuvre pour répandre la pratique des revaccinations.

Il semblerait, en effet, que, dans le cours des épidémies de variole, la préoccupation la plus vive des populations dût être de recourir à cet agent si puissamment préservatif, et d'échapper ainsi aux terribles chances de la contagion.

Mais auprès de l'incurie qui suffirait déjà pour expliquer le peu d'empressement des familles à recourir à la vaccine, il faut placer l'action regrettable de certains préjugés, qui ne sont malheureusement pas limités à la partie ignorante de la population.

Beaucoup de personnes croient, en effet, qu'en temps d'épidémie, la vaccination peut favoriser le développement de la variole. L'expérience de chaque jour démontre la fausseté de semblables opinions, qui ne trouvent leur raison d'être que dans un fait facilement explicable : l'incubation de la variole étant de 12 à 13 jours environ, l'inoculation vaccinale faite pendant sa durée ne modifie souvent en aucune façon l'influence contagieuse en puissance, et l'on voit la variole et la vaccine suivre parallèlement leur marche régulière, sans se modifier l'une l'autre. Ce fait pouvait presque être prévu à l'avance, et il ne peut, en aucune façon, permettre d'accuser le vaccin de favoriser l'explosion de la variole.

Ce n'est pas le lieu, Monsieur le Ministre, d'insister longuement sur les faits qui concernent la revaccination. Toutefois, les travaux envoyés à l'Académie démontrent encore, comme on le savait d'ailleurs, que souvent une première vaccination, faite au commencement de la vie, ne préserve pas pendant toute sa durée de la variole, celui qui l'a subie.

Le docteur Barbrau fait cette remarque, que dans l'épidémie de Rochefort, les sujets au-dessous de vingt ans, vacciné à leur naissance, ont été généralement indemnes, tandis que la variole sévissait cruellement sur les individus plus âgés, quoiqu'ils eussent été également vaccinés.

A Étouy (Oise), le docteur Joly constate que sur 22 cas de variole, aucune des personnes atteintes n'avait moins de 30 ans. Il attribue ce résultat à la régularité des vaccinations faites chez les jeunes enfants.

A Montrelet (Somme), le docteur d'Heilly a constaté que les individus vaccinés depuis deux années au plus n'étaient soumis qu'à des éruptions varioliques bénignes.

Le docteur Taborel signale ce fait que dans l'arrondissement de Mortain (Manche), de nombreuses revaccinations ont opposé à la propation de l'épidémie un tel obstacle qu'aucun des revaccinés n'a été atteint.

Au contraire, dans le voisinage de Bazas (Gironde), un jeune mobilisé revint dans sa famille composée de huit personnes, le père, la mère et six enfants de 14 à 28 ans. Le chef de la famille s'était toujours opposé à ce qu'aucun des siens fût vacciné. Le jeune soldat déjà atteint par l'épidémie vint mourir au foyer paternel. Quatre autres de ses frères succombèrent successivement et une jeune sœur échappa seule à la maladie.

A la même époque, deux cas légers de varioloïde seulement se développaient au collége de Bazas dont les 300 élèves avaient été revaccinés de bras à bras.

A Feuquières (Oise), plus de 300 revaccinations furent pratiquées. Aucun cas de variole ne se déclara chez les inoculés de la vaccine.

Dans le département des Deux-Sèvres les docteurs Boudard, Morillon, Nicoutaud, Marescal, Rillaud, Dusouil pratiquèrent sur une vaste échelle des revaccinations dont ils constatèrent à la fois la salutaire influence et la constante innocuité dans le cours de l'épidémie.

Parmi les 600 à 700 personnes revaccinées par le docteur Sébire a Valognes (Manche), 2 seulement furent atteintes par l'épidémie variolique et cela très-peu de jours après la vaccination. Toutes deux guérirent comme cela arrive d'ailleurs le plus souvent dans de semblables circonstances.

Les docteurs Nêve, de Bar-le-Duc, Mantel, de Saint-Omer, Signez, de Valdampierre (Oise), Benoît, de Giromagny, Barré, de Thouars, Guillard, de Foutencourt (Somme), Loysel, de Cherbourg, Ducaux, de Condom, Ani, de Coutances, Evrard, de Beauvais, Dionis des Carrières, de l'Yonne, insistent sur l'influence heureuse des revaccinations et sur leur parfaite innocuité. Tous les ont pratiquées dans des proportions considérables et demandent à ce qu'elles soient très-préconisées et même rendues obligatoires.

La qualité du vaccin a été de la part de plusieurs médecins l'objet d'observations spéciales. Le docteur Dusouil, de Melle, a voulu essayer le vaccin de génisse. Il en a fait venir de Paris et d'une bonne provenance. Sa tentative a complétement échoué.

Les cas de variole survenant après une vaccination ancienne ne doivent point étonner, d'ailleurs, si on considère que la variole elle-même ne préserve pas d'une variole secondaire.

Un certain nombre de faits de ce genre sont consignés dans les documents transmis à l'Académie.

M. le maire de Thouars vit sa mère succomber à une variole hémorrhagique, bien qu'elle portât les plus horribles traces d'une variole confluente dont elle avait été atteinte dans son enfance.

A Vienne (Isère), les docteurs Godefroy, Martin et Couturier ont observé plusieurs varioles mortelles chez des personnes déjà âgées et qui présentaient les stigmates non équivoques d'une variole antérieure.

A Valdampierre (Oise), le docteur Signez a signalé un fait de récidive variolique chez un homme de 54 ans. Le docteur Benoît, de Giromagny, a fait la même observation pour une femme de 64 ans qui succomba à des accidents ataxo-adynamiques.

Une autre série de faits a trait aux rapports de la variole et de la grossesse. Beaucoup de femmes enceintes ont succombé à cette affection. Le docteur Glazel, de Montlignon (Seine-et-Oise), cite un cas de guérison chez une jeune femme atteinte de variole confluente au quatrième mois de sa grossesse qui se termina d'ailleurs par un avortement.

Dans l'arrondissement de Rochefort (docteur Barbrau), une femme enceinte de 8 mois atteinte de varioloïde accoucha prématurément d'un enfant couvert de pustules varioliques. Ce fait, quoique bien connu, est assez rare pour mériter l'attention.

Parmi les formes graves de la variole, celle qui est le plus généralement signalée comme ayant sévi le plus cruellement est la variole hémorrhagique. Elle n'a d'ailleurs présenté aucun caractère particulier qui mérite d'être noté.

ROUGEOLE. Comparées aux épidémies de variole, les épidémies morbilleuses ont été très-peu considérables et les documents qui les concernent sont en général très-peu importants.

Toutefois le docteur Savidan (de Lannion) a présenté un intéressant rapport sur une épidémie grave de rougeole qui a frappé les adultes et surtout les enfants de cet arrondissement. La maladie a présenté des caractères qu'il est bon de noter. Assez souvent aucun accident sérieux ne se développait à l'origine, et c'est au milieu d'une marche en apparence régulière que l'on voyait se manifester tout à coup les symptômes graves, tantôt caractérisés par l'exagération des phènomènes normaux de la rougeole, tantôt appartenant à des complications étrangères.

Ainsi, neuf fois la bronchite spéciale précéda une pneumonie mortelle. Des diarrhées fréquentes déterminèrent les symptômes les plus graves et même la mort. Chez cinq enfants, une angine diphtéritique s'étendit au larynx et amena une terminaison fatale.

Tous les enfants qui n'avaient jamais eu la rougeole en furent atteints et plusieurs la contractèrent pour la seconde fois.

Dans une épidémie bénigne de rougeole observée à Boisdinghem, arrondissement de Saint-Omer, les enfants de l'école furent atteints en assez grand nombre pour que l'école dût être fermée. Sur trente-sept invasions aucun décès ne se produisit, bien que trois fois une néphrite albumineuse eût succédé aux accidents de la rougeole (docteur Mantel).

Le département de Saône-et-Loire a été sur un assez grand nombre de points envahi par la même affection. Mais le rapport purement administratif et statistique envoyé par ce département ne donne aucun détail sur sa marche.

Enfin le canton de Vassy (Haute-Marne), atteint par une épidémie de rougeole, n'a présenté, dit le docteur Chevance, que des cas légers et dans lesquels la maladie suivait régulièrement son cours, le plus souvent sans intervention médicale.

Les épidémies de SCARLATINE ont été signalées en très-petit nombre pendant l'année 1871. Les arrondissements d'Arras, de Saint-Pol, de Boulogne, une commune du département de l'Yonne, quelques communes de Saône-et-Loire sont seuls indiqués comme ayant été envahis par cette affection. Sur aucun point elle ne paraît avoir présenté de gravité.

LA COQUELUCHE a été observée par M. le docteur Lefol dans le canton de Vassy, où elle a frappé un assez grand nombre d'enfants sans offrir d'autre caractère intéressant que d'avoir assez souvent succédé à la rougeole.

L'arrondissement de Saint-Pol, ceux de Rochefort et de Maremmes (Charente-Inférieure), ont été plus sérieusement éprouvés.

ANGINE DIPHTÉRITIQUE. CROUP. — La commune de Thoury dans le département de Loir-et-Cher, terre classique de la diphtérie, est la localité dans laquelle cette affection paraît avoir régné de la manière la plus grave. 21 personnes, dont 9 enfants, ont été atteintes d'angine couenneuse et 16 ont succombé.

Le docteur Picard, de Selles-sur-Cher, envoyé à Thoury pour étudier cette épidémie et indiquer les moyens de la combattre, attribue cette énorme mortalité aux mauvaises conditions dans lesquelles se trouvent les habitants de Thoury. Le cimetière placé au centre du village, dans un sol peu perméable, où chaque tombe devient le réservoir d'une véritable source, où les corps sont accumulés dans un espace trop restreint qui ne dépasse pas 384 mètres carrés (24 mètres sur 16) et dont le sol est saturé de produits de décomposition cadavérique, est une cause très-grave d'insalubrité. Les habitants travaillent pour la plupart dans les bois à la coupe et à la décortication des arbres, ils y mènent une existence assez misérable et ont des habitudes constantes d'intempérance. Il n'y a rien d'étonnant à ce que la diphtérie ait pris dans ces circonstances une gravité considérable.

D'autres épidémies d'angine couenneuse ont été signalées encore à Saint-Laurent de la Prée (Charente-Inférieure) où les enfants de trois à cinq ans ont été presque exclusivement frappés, à Pordic (Côtes-du-Nord) où 100 enfants auraient succombé à la maladie, ce que d'ailleurs aucune statistique régulière ne permet de constater, à Creil (Oise) où dans l'espace de 6 mois, 25 invasions ont été suivies de 16 décès, et enfin à Vienne (Isère) où douze opérations de trachéotomie, faites en général *in extremis*, n'ont donné que deux succès.

La SUETTE n'a été indiquée que dans 7 communes de l'arrondissement de Lille comme ayant régné surtout concurremment avec la variole. Elle n'a fait qu'un très-petit nombre de victimes puisque 4 décès seulement sont signalés au tableau statistique ; ce sont les communes de Bois-

Grenier, de Frétin, d'Halluin, de Mons en Pévèle, d'Ostricourt, de Péronne, de Verlinghem où l'épidémie s'est montrée. Le nombre total des invasions connues s'élève un peu au-dessus de 200.

Fièvre typhoïde. — Le séjour de l'armée allemande à Beauvais développa dans cette ville une grave épidémie de fièvre typhoïde qui fut bien étudiée par le docteur Évrard. Ce consciencieux observateur indique comme causes les privations de toutes sortes imposées aux habitants par l'ennemi, l'influence de l'air vicié par l'entassement des soldats étrangers et celle des matières excrémentitielles déposées par eux de tous côtés. Il insiste sur le caractère éminemment contagieux de la maladie. Des familles entières disparurent et la transmission de proche en proche fut bien des fois constatée. Ce ne fut que lorsque les autorités municipales purent obtenir le casernement de l'armée allemande que l'épidémie se mit à décroître.

Cette mesurea vait été vivement sollicitée par le docteur Évrard, qui a fait preuve en cette circonstance de son excellent esprit et de son zèle.

La fièvre typhoïde sous ses différentes formes sévit d'une manière presque endémique dans les parties nord et sud-est de l'arrondissement de Rochefort. Elle a continué à régner d'une manière épidémique dans ces régions, dit M. le docteur Barbeau, qui en voit les origines dans les excès de travail que subissent les habitants des campagnes, dans les privations qu'ils s'imposent dans un but d'économie et dans la misère physiologique qui en résulte. La misère forcée ou volontaire est d'ailleurs invoquée dans plusieurs rapports, et c'est une cause de la fièvre typhoïde qui ne peut être mise en doute, bien qu'elle soit loin d'être nécessaire.

Les arrondissements de Maremmes et de la Rochelle ont également été éprouvés par cette affection régnant épidémiquement ; à la Rochelle elle a frappé environ 1,100 personnes, 220 hommes, 440 femmes, et 440 enfants. Elle paraît, selon M. le docteur Des Mesnards, avoir trouvé son origine dans les nombreuses ambulances établies pendant la guerre et où 4,000 malades ont été reçus. Les exhalaisons du clos d'équarrissage, celles du cimetière auraient aussi exercé une fâcheuse influence sur son développement et sa propagation.

La Rochelle n'est pas d'ailleurs le seul lieu où les rassemblements de troupes aient été l'origine des épidémies typhoïdes.

Les agglomérations d'individus sains ou malades ont une action puissante pour la faire naître. Sur beaucoup de points les mobilisés ont été pour ainsi dire entassés. A Lille, l'insalubrité des logements d'ouvriers, la misère générale, l'encombrement résultant de la guerre, ont fourni à la fièvre typhoïde des moyens de rapide extension.

Dans quatre communes de l'arrondissement de Cambrai, représentant 11,379 habitants, la même affection a donné la mort à 238 personnes sur 783 atteintes. A Heuzinghem (Pas-de-Calais), elle a occasionné 6 décès sur 29 cas; dans la Meuse, à Bar-le-Duc, 29 personnes en sont mortes dans les premiers mois de 1871, 16 ont succombé à Bulgneville (Vosges). Quatre communes de l'arrondissement de Loudun (Vienne) ont été légèrement atteintes.

A Vigneuls, arrondissement de Montmédy, on a constaté 7 décès sur 31 malades, et à Raincheval (Somme), 19 décès sur 74 invasions.

Dans cette dernière épidémie les deux tiers des cas appartenaient à la forme adynamique la plus prononcée. Les hémorrhagies intestinales ont été fréquentes, mais non pas toujours mortelles. 74 personnes avaient été frappées, 19 succombèrent.

Pendant le siége de Belfort, les conditions les plus favorables au développement typhoïde se trouvaient réunies : agglomération considérable, entassement des habitants dans les caves et des soldats dans les casemates, privations de toute espèce, anxiété, etc., aussi 383 décès furent-ils dus à cette affection. Le docteur H. Benoît signale en outre dans son travail 6 communes du territoire qui furent également atteintes et dans lesquelles 51 cas amenèrent 24 morts réparties dans 14 familles.

La DYSENTERIE joignit à Belfort ses ravages à ceux de la fièvre typhoïde : 49 personnes succombèrent dans la ville et 63 dans 15 des communes environnantes ; 184 individus furent atteints, dont 116 d'une manière grave.

Dans l'arrondissement d'Avranches, sur les bords de la baie du Mont-Saint-Michel, dans un pays où la fièvre intermittente est endémique, plusieurs communes furent atteintes d'une épidémie de dysenterie grave qui donna lieu à 35 décès sur 122 cas. Le docteur Perrotte l'attribue aux alternatives de chaleur et de froid humide, du moins pour une part, car il s'abstient de se prononcer sur les causes directes qui lui semblent à juste titre enveloppées d'obscurité.

Les accidents ont commencé en général par une simple diarrhée à laquelle les habitants des campagnes opposèrent d'eux-mêmes des traitements stimulants dans lesquels l'eau-de-vie mêlée au cidre ou au café, le vin chaud à la cannelle, tenaient la plus grande part. Bientôt il se produisait des vomissements très-difficiles à comprimer et souvent incoercibles; puis le sang apparaissait dans les évacuations alvines; les urines devenaient rares, la peau prenait une teinte terreuse ou bleuâtre, les malades se refroidissaient et mouraient du sixième au douzième jour. Le caractère contagieux de la maladie fut très-manifeste. Le docteur Perrotte s'empressa, de concert avec M. le docteur Bellet, maire de Pontorson, de rédiger une instruction qui indiquait les moyens d'hygiène et de thérapeutique à mettre en usage pour prévenir ou combattre les accidents. Distribuée aux institutrices dans les communes où il n'existait pas de médecin, elle eut des résultats favorables.

La dysenterie s'est encore montrée dans 3 communes de l'arrondissement de Loudun, dans 3 communes du département de l'Yonne. Elle a fait quelques victimes dans la Meuse, à Bar-le-Duc, en janvier 1871. Elle a exercé d'assez grands ravages dans l'arrondissement de Rochefort et à Marennes, favorisée par un temps froid et humide et par la mauvaise hygiène des habitants. Enfin, du 10 août au 15 octobre, elle a fait 8 victimes sur 77 malades dans la commune d'Hallu (Somme).

Le mémoire de M. le docteur Debausseaux, médecin major au 8e dragons, sur la marche et les causes d'une épidémie de dysenterie observée dans les cantonnements de ce régiment pendant l'été de 1871, mérite une mention spéciale.

Ce médecin établit que, sur un effectif de 500 hommes environ, 180 soldats devinrent malades du 22 juillet au 21 septembre, soit une moyenne de 3 invasions par jour. Il y en eut 15 le 1er août qui représente la plus haute acuïté de l'épidémie.

Dans une discussion très-bien faite l'auteur attribue aux conditions topographiques dans lesquelles les cantonnements étaient placés à Morangis, Massy, Vilaine, Champlan (Seine-et-Oise), à la chaleur anormale de l'été de 1871, qui plaçait les soldats dans une situation analogue à celles que représentent les pays chauds, aux abris insuffisants, aux miasmes putrides provenant des fumiers et des matières fécales, l'épidémie qu'il a décrite.

DIARRHÉE. — Pendant 4 mois une épidémie de diarrhée, parfois à forme dysentérique, mais le plus souvent à forme catarrhale, a sévi dans l'arrondissement de Lannion (Côtes-du-Nord) (docteur Savidan, médecin des épidémies). Elle n'a présenté aucun caractère particulier qui mérite d'être pris en considération spéciale.

Une forme grave de la diarrhée, la diarrhée cholériforme des enfants, s'est montrée sur plusieurs points de la France. L'arrondissement de Rochefort est celui dans lequel elle paraît avoir exercé les plus grands ravages.

ICTÈRE. — En 1869, à la suite d'une épidémie grave de diphtérie, qui avait frappé jusqu'à 150 personnes dans une même commune, de nombreux ictères se montrèrent dans la population du canton d'Aigrefeuille (Charente-Inférieure). En 1871, cette affection se manifesta avec une très-grande fréquence à Tonnay-Charente, à Ciré et à Rochefort, sans cause bien déterminée. Elle frappait plus particulièrement les individus sanguins. D'ailleurs tous les symptômes de l'ictère, coloration bilieuse de la peau et des urines, décoloration des matières fécales, démangeaisons intolérables se manifestaient dans cette épidémie qui ne fit point de victimes.

MÉNINGITE CÉRÉBRO-SPINALE. — Dans une courte note qui fait partie de son rapport sur les épidémies de l'arrondissement de Vassy (Haute-Marne), M. le docteur Chevance signale quelques faits qui, d'après les symptômes indiqués, paraissent appartenir à la méningite cérébro-spinale, affection tout à fait inconnue dans cette région. L'auteur du rapport est disposé à penser que le contact des troupes étrangères a été l'origine du développement de cette affection.

FIÈVRES INTERMITTENTES ET ACCIDENTS A FORME PERNICIEUSE. — C'est à peine si quelques rapports signalent la fièvre intermittente comme ayant régné sur des points isolés du territoire. Les indications sont tellement vagues qu'il est impossible d'en tirer aucune appréciation utile. L'Académie croit devoir rappeler ici que l'étude des endémies présente un intérêt de premier ordre. S'il est difficile en effet de combattre d'une manière complétement efficace le développement d'un certain nombre de maladies épidémiques, on peut au contraire, en étudiant avec soin les endémies, en spécifiant nettement leurs causes, formuler les améliorations au moyen desquelles on pourrait en garantir les populations. Il est donc regrettable que cette étude soit tellement négligée que les rapports sur les affections régnantes y fassent à peine allusion.

On en est d'autant plus frappé lorsque l'on constate, dans le rapport de M. le docteur Barbrau, les magnifiques résultats auxquels on est arrivé par l'assainissement des marais qui répandaient autrefois la fièvre intermittente dans l'arrondissement de Rochefort. La fièvre paludéenne, dit-il, ne règne plus épidémiquement à Rochefort et dans les communes voisines.... Il faut en rechercher la cause heureuse dans la continuation des nombreux travaux de desséchement sans cesse opérés dans les marais des *gâts*, dans les vastes canaux qui aident à l'écoulement des eaux, etc.

Ainsi voilà une contrée qui passait à juste titre pour l'une de celles dans lesquelles la fièvre intermittente sévissait de la manière la plus cruelle et qui maintenant, grâce à un meilleur aménagement des eaux autrefois marécageuses, arrive à ne pas compter plus de cas isolés d'intoxication palustre que les points les plus avantagés de notre pays.

Il est donc indispensable, pour que l'on puisse généraliser de semblables bienfaits, que les médecins placés dans les localités où sévit la fièvre des marais, l'étudient avec le plus grand soin au point de vue de ses origines et qu'ils signalent eux-mêmes les moyens par lesquels il serait possible d'en faire disparaître les causes.

C'est auprès des fièvres intermittentes qu'il faut placer les faits intéressants rapportés par M. le docteur Bec, de Mézel (Basses-Alpes). Il s'agit d'accès de caractère pernicieux paraissant régner d'une manière épidémique dans une contrée autrefois hantée par la fièvre intermittente endémique et devenue salubre par le desséchement des marais. Ces accès venaient compliquer de la manière la plus grave les affections aiguës, pneumonie, pleurésie, entérite, développées sous l'influence de causes tout à fait indépendantes de l'impaludisme. Si toutes les observations consignées dans le mémoire ne sont pas absolument concluantes, il en est cependant plusieurs dans lesquelles l'existence d'accidents pernicieux rémittents ne paraît pas pouvoir être mise en doute. La guérison amenée par des doses élevées de sulfate de quinine vient appuyer cette appréciation que confirmait d'ailleurs le retour des accès lorsque la médication antipyrétique avait été trop tôt discontinuée.

Les faits analogues à ceux que décrit M. le docteur Bec ne sont pas rares dans les contrées ou règne avec intensité la fièvre intermittente et surtout dans les climats chauds. Mais comme ils ont été l'occasion de nombreuses discussions, il est utile de les étudier et de les recueillir lorsqu'ils se présentent avec un caractère bien nettement défini.

ÉPIZOOTIE. — Le rapport imprimé sur les travaux des Conseils d'hygiène publique et de salubrité du département de la Charente-Inférieure pendant l'année 1871, signale deux affections épizootiques, régnant sur la race porcine. L'une, après s'être déclarée d'abord dans la commune de Saint-Just, arrondissement de Marennes, s'était propagée dans celles de Saint-Sornin et d'Hiers-Brouage. Elle est qualifiée de variole du porc ou de farcin. La seconde est considérée par M. Graton, vétérinaire à Mirambeau, comme une méningite cérébro-spinale. Née dans la commune de Saint-Sorlin, arrondissement de Jonzac, elle s'étendit à celles de Saint-Thomas, de Saint-Bonnet et de Saint-Dizant, en faisant d'assez grands ravages. Il fut impossible d'en apprécier les causes ; c'est dans une porcherie très-salubre et tenue avec le plus grand soin que l'épizootie se développa dès l'abord, pour rayonner ensuite sur toute la contrée.

Le rapport imprimé sur les travaux des Conseils d'hygiène publique et de salubrité du département de la Somme, pendant les années 1870 et 1871, présente un exposé fait avec soin des diverses affections épizootiques, qui ont été observées dans le cours de cette période, ce sont :

1° Sur l'espèce chevaline, la gourme contagieuse, la morve, la pneumonie typhoïde et la gale ;

2° Sur l'espèce bovine, la pleuropneumonie, la fièvre aphtheuse, le sang de rate et la gale ;

3° Sur l'espèce ovine, le piétin, la clavelée, la cachexie aqueuse et le sang de rate ;

4° Sur l'espèce canine, la rage.

Enfin, dans plusieurs contrées et spécialement dans les départements de l'Ouest, le typhus des bêtes à cornes, dont l'extension était favorisée par l'absence de mesures sanitaires et par le déplacement des porcs d'approvisionnement des armées, a fait des ravages considérables.

Telles sont, Monsieur le Ministre, les affections épidémiques dont il a été donné connaissance à l'Académie pour l'année 1871, et dont le tableau, suivant, précédé d'ailleurs du tableau complémentaire de 1870, contient l'exposé détaillé.

Documents sur les épidémies de l'année 1870 qui ne sont pas parvenus à l'Académie dans les délais voulus.

Départements et arrondissements.		Nombre de communes atteintes.	Noms des auteurs.
CANTAL			
Arr. de *Mauriac*.....	Tableau statistique d'une épidémie de variole.	6	Préfet.
Aurillac	Pas d'épidémie.		Préfet.
Murat.......	Tableau statistique d'une épidémie de scarlatine.	4	Préfet.
Saint-Flour..	Pas d'épidémie.		
EURE..............	Rapport sur une épidémie de variole, 1870-1871.	488	Dr Fortin.
GERS			
Arr. de *Lombez*......	Tableau et rapport sur une épidémie de variole.	18	Préfet.
	Tableau et rapport sur une épidémie d'angine couenneuse.	3	Préfet.
Lectoure.....	Tableau et rapport sur une épidémie de variole.	17	Préfet.
	Tableau et rapport sur une épidémie de fièvre typhoïde.	1	Préfet.
	Tableau et rapport sur une épidémie de rougeole.	1	Préfet.
	Tableau et rapport sur une épidémie d'angine couenneuse.	1	Préfet.
Condom.....	Tableau et rapport sur une épidémie de variole.	29	Sous-Préfet.
	Tableau et rapport sur une épidémie de fièvre typhoïde.	1	Sous-Préfet.
	Tableau et rapport sur une épidémie de rougeole.	1	Sous-Préfet.
	Tableau et rapport sur une épidémie d'angine couenneuse.	1	Sous-Préfet.
Mirande.....	Tableau et rapport sur une épidémie de variole.	24	Sous-Préfet.
	Tableau et rapport sur une épidémie de fièvre typhoïde.	1	Sous-Préfet.
	Tableau et rapport sur une épidémie de rougeole.	1	Sous-Préfet.
	Tableau et rapport sur une épidémie d'angine couenneuse.	1	Sous-Préfet.
	ableau et rapport sur une épidémie de dysenterie.	1	Sous-Préfet.

Départements et arrondissements.		Nombre de communes atteintes.	Noms des auteurs.
Auch	Tableau et rapport sur une épidémie de variole.	36	
	Tableau et rapport sur une épidémie de rougeole.	1	
	Tableau et rapport sur une épidémie de fièvre typhoïde.	3	
	Tableau et rapport sur une épidémie d'angine couenneuse.	3	
	Tableau et rapport sur une épidémie de dysenterie.	1	
	Tableau et rapport sur une épidémie de pneumonie.	1	
MANCHE			
Arr. de *Cherbourg* ...	Rapport sur la situation sanitaire de l'arrondissement, 1870-1871.		Dr Loysel.
Avranches...	Rapport sur une épidémie de variole, de dysenterie et de fièvre typhoïde.		Dr Perrotte.
Valognes	Rapport sur une épidémie de variole dans la commune de Valognes.	1	Dr Sébire.
MARNE	Rapport sur une épidémie de fièvres éruptives au camp de Châlons-sur-Marne, en 1870.		Dr Daga.
OISE			
Arr. de *Beauvais*	Rapport sur une épidémie de variole à la prison de Beauvais.	1	Dr Evrard.
	Rapport sur une épidémie de variole dans la commune de Valdampierre.	1	Dr Evrard.
	Rapport sur une épidémie de variole dans la commune de Formerie.	1	Dr Evrard.
SAÔNE-ET-LOIRE......			
Arr. d'*Autun*	Rapport sur une épidémie de variole.	1	Préfet.
Charolles	Rapport sur une épidémie de variole.	15	
Louhans.....	Rapport sur une épidémie de variole.	19	
Châlon-s.-S..	Rapport sur une épidémie de variole.	15	
Mâcon......	Rapport sur une épidémie de variole dans la commune de Cluny.	1	
	Rapport sur une épidémie de scarlatine.	2	
SAVOIE.............	Rapport et tableau statistique sur une épidémie de variole à Thoiry.	1	Dr Carret.
Arr. d'*Albertville* ...	Rapport sur une épidémie de variole généralisée dans l'arrondissement, 1870-1871.		Dr Blanc.
Chambéry ...	Rapport sur une épidémie de variole dans un grand nombre de communes.		

Départements et arrondissements.		Nombre de communes atteintes.	Noms des auteurs.
SEINE-ET-OISE.......	Rapport sur une épidémie de variole dans quatre communes.	4	Dr Blanchard.
DEUX-SÈVRES........			
Arr. de *Melle*........	Rapport sur une épidémie de variole dans tout l'arrondissement.		Dr Dusouil.
	Considérations sur les épidémies de variole de 1865, 1867, 1868, 1870, 1871, dans le canton de Thouars et ses environs.		Dr Barré.
SOMME.............	Rapport général sur les épidémies de 1870-1871 dans le département.		Dr Lenoël.
Arr. d'*Amiens*......	Rapport sur une épidémie de variole.	6	Dr Lenoël.
	Rapport sur une épidémie de fièvre typhoïde.	2	Dr Lenoël.
Abbeville....	Rapport sommaire.		Dr François.
Doullens.....	Rapport sommaire.		Dr Faux.
Montdidier...	Rapport sur une épidémie de variole.	2	Dr Lefebvre.
	Rapport sur une épidémie de rougeole à Flers.	1	Dr Lefebvre.
	Rapport sur une épidémie d'angine couenneuse.	2	Dr Lefebvre.
	Rapport sur une épidémie de scarlatine.	1	Dr Lefebvre.
	Rapport sur une épidémie de fièvre typhoïde.	1	Dr Lefebvre.
Péronne.....	Rapport sur les épidémies de l'arrondissement (variole, scarlatine, rougeole, fièvre typhoïde).		Dr Bucquoy.
Amiens.....	Rapport sur les épizooties.	31	Griois fils, vétér.
Abbeville....	Rapport sur les épizooties et cas de rage.		A. Déprez, vétér.
Doullens.....	Rapport sur les épizooties.		Bouthors, vétér.
Montdidier..	Rapport sur les épizooties et cas de rage canine.		Canaple, vétér.
Péronne.....	Rapport sur les épizooties.		Bauchart, vétér.
	Rapport général sur les épizooties du département.		Griois.
TARN..............			
Arr. de *Castres*......	Tableau statistique indiquant quelques cas de variole.		Préfet.
Albi........	Tableau statistique indiquant une épidémie de variole.	6	Préfet.
Gaillac......	Tableau statistique indiquant une épidémie de variole.	43	Préfet.
VIENNE.............			
Arr. de *Châtellerault*.	Tableau statistique indiquant une épi-		Préfet.

Départements et arrondissements.		Nombre des communes atteintes.	Noms des auteurs.
	démie de variole dans l'arrondissement.		
Civray	Tableau statistique indiquant une épidémie de variole.	6	Préfet.
Loudun	Tableau statistique indiquant une épidémie de fièvre typhoïde.	4	Préfet.

Documents reçus par l'Académie et renvoyés par elle à la commission des épidémies pour l'année 1871.

Départements et arrondissements.	Nombre des communes.		Nombre des communes atteintes.	Noms des auteurs.
AIN, 5 arrondiss....	450	Tableau statistique des décès pour cause de variole dans l'arrondissement de Bourg.		Préfet.
Gex	29	Statistique des décès des varioleux.	3	
		Rapport sur une épidémie de variole ayant atteint 61 personnes, avec 3 décès seulement; et lettres de recommandation en faveur du médecin traitant.	2	M. Dupont.
Nantua	73	Rapport sur une grave épidémie de variole à Oyonnax.		Dr Béroud.
AISNE, 5 arrond....	836	Tableau statistique sur une épidémie de variole.	22	Préfet.
Laon	288	Tableau statistique sur une épidémie d'angine diphtéritique.	1	
Saint-Quentin	127	Tableau statistique sur une épidémie de variole.	2	
Vervins	131	Tableau statistique sur une épidémie de variole.	plus.	
Soissons	166	Tableau statistique sur une épidémie de variole.	5	
Château-Thierry	124	Tableau statistique sur une épidémie de variole.	plus.	
		Tableau statistique sur une épidémie de dysenterie à Condé.	1	
ALLIER	317	Pas de documents.		
ALPES (BASSES-).....	254			
		Pas de documents pour l'arrondissement de Sisteron.		
Barcelonnette	20	Tableau statistique sur une épidémie de variole.	1	Préfet.

Départements et arrondissements.	Nombre des communes.		Nombre des communes atteintes.	Noms des auteurs.
Castellane	48	Tableau statistique sur une épidémie de variole.	2	
Digne	87	Tableau statistique sur une épidémie de variole.	33	
Forcalquier	50	Tableau statistique sur une épidémie de variole.	2	
		Tableau statistique sur une épidémie de variole, scarlatine, angine diphtéritique.	1	
ALPES (HAUTES-)....	189	Pas de documents.		
ALPES-MARITIMES....	146			
Grasse	47	Tableau statistique sur une épidémie de variole dans l'arrondissement de Grasse, avec les causes de contagion.	13	
Nice	42	Rapport sur une épidémie de variole à Coaraze.	1	Dr Maurin.
ARDÈCHE...........	339	Pas de documents.		
ARDENNES	478	Pas de documents.		
ARIÉGE............	336	Pas de documents.		
AUBE	347	Pas de documents.		
AUDE	435	Pas de documents.		
AVEYRON, 5 arrond..	274	Tableaux statistiques comprenant 5,375 cas de variole dont 1,477 cas mortels.		Préfet.
Rodez.............	75	Epidémie de la ville de Rodez.		
Milhau............	48	Epidémie de la ville de Milhau.		
Saint-Affrique	49	Epidémie dans les communes.	6	
Espalion	45	Epidémie dans les communes.	13	
Villefranche.......	57	Epidémie dans les communes.	32	
BOUCHES-DU-RHÔNE..	106	Deux tableaux statistiques des civils et des militaires atteints de variole grave à l'hôpital d'Aix (63 sur 517 malades).		Dr Chavernac.
CALVADOS..........	767	Rapport sommaire insuffisant.		Préfet.
CANTAL	259	Tableau mentionnant l'absence d'épidémie dans les arrondissements d'Aurillac, Murat et Saint-Flour.		Préfet.
Mauriac...........	57	Une épidémie de variole.	2	
CHARENTE.........	428	Pas de documents.		
CHARENTE-INFÉR., 6 arrondissements.	419	Rapport imprimé sur les travaux des Conseils d'hygiène et de salubrité du département.		Dr Genouil.
		Epidémie de variole dans la commune de Chamouillac.		Dr Genouil.

Départements et arrondissements.	Nombre des communes.		Nombre des communes atteintes.	Noms des auteurs.
Rochefort..........	41	Rapport sur une épidémie de variole, de fièvre intermittente, de fièvre muqueuse et typhoïde, de dysenterie.		Dr Barbrau.
La Rochelle........	56	Rapport sur une épidémie de variole, de varioloïde et de fièvre typhoïde.		Dr Mesnard.
Marennes..........	34	Epidémie de rougeole, variole, fièvre typhoïde, coqueluche, dysenterie, scarlatine.		
Jonzac............	120	Suite de l'épidémie de variole de 1870.		
CHER..............	290	Pas de documents.		
CORRÈZE...........	286	Pas de documents.		
CORSE.............	354	Pas de documents.		
CÔTE-D'OR, 4 arr....	727	Pas d'épidémie dans les arrondissements de Beaune, Châtillon, Semur.		Préfet.
Dijon.............	264	Epidémie de variole dans la commune de Blaisy-Bas.	1	
CÔTES-DU-NORD, 5 arrondissements.	382	Tableaux statistiques sur l'épidémie de variole dans les 5 arrondissements : 7,085 cas, 2,369 décès, 476 estropiés ou défigurés.		Préfet.
Saint-Brieuc.......	95	Rapport sur une épidémie de variole et sur une épidémie d'angine couenneuse à Pordic.	1	Dr Guibert.
Dinan.............	91	Rapport sur une épidémie de variole dans un grand nombre de communes.		Dr Barbé-Guillaud.
Lannion...........	64	Rapport sur une épidémie de rougeole grave à Lannion et dans l'arrondissement. Epidémie de diarrhée et de dysenterie.		Dr Savidan.
CREUSE, 4 arrond...	261	Tableau statistique sur une épidémie de variole.	6	Préfet.
Boussac...........	46	(291 malades, 67 décès) dans l'arrondissement de Boussac. Pas de documents sur les autres arrondissements.		
DORDOGNE, 5 arr....	385			
Bergerac..........	172	Pas d'épidémie.		
Périgueux.........	113	Rapport sur une épidémie de variole dans la ville de Périgueux.	1	Dr Lacombe.
Ribérac...........	84	Tableau statistique d'une épidémie de variole dans six communes.	6	Dr Durieu.

Départements et arrondissements.	Nombre des communes.		Nombre des communes atteintes.	Noms des auteurs.
Sarlat	133	Généralités sur les diverses épidémies de l'arrondissement.		Sous-Préfet.
Nontron	80	Tableau statistique pour diverses épidémies dans huit cantons (2,746 malades).		Sous-Préfet.
DOUBS	638	Pas d'épidémie dans l'arrondissement de Besançon.		Dr Monnot.
Montbéliard	161	Epidémie de variole. Rapport incomplet.		Dr Grenet.
Pontarlier	88	Epidémie de variole due à l'arrivée de l'armée de l'Est. Cas nombreux de dysenterie et de fièvre typhoïde.		Dr Le Do.
Baume-les-Dames	178	Rapport sur une épidémie de fièvre typhoïde à Avilley.	1	Dr Ponthier.
DRÔME, 4 arrond.	640	Tableau statistique indiquant : 1° absence d'épidémie dans l'arrondissement de Montélimar.		Préfet.
Die	117	2° Une épidémie de variole.	26	
Nyons	74	3° Une épidémie de variole.	15	
		Une épidémie de rougeole.	4	
Valence	106	4° Une épidémie de variole.	25	
EURE	700	Rapport sur une épidémie de variole.	488	
EURE-ET-LOIR	426	Pas d'épidémie. Cas assez nombreux, mais isolés, de variole, rougeole et fièvre typhoïde.		Préfet.
FINISTÈRE	284			
Morlaix	58	Rapport sur une épidémie de variole dans neuf communes.	9	Dr de Forges.
Brest	83	Rapport sur l'état sanitaire sur l'arrondissement de Brest et sur une épidémie de diphtérite.		Dr Daniel.
GARD	348	Pas de documents.		
GARONNE (HAUTE-)	578	Pas d'épidémie dans les arrondissements de Toulouse et St-Gaudens.		Drs Ripoll et Dore
Muret et *Villefranche.*		Pas de documents.		
GERS, 5 arrondiss.	466	Tableau statistique pour les cinq arrondissements.		Préfet.
Mirande	151	Epidémie de variole.	65	
Lombez	71	Epidémie de variole.	36	
Lectoure	72	Epidémie de variole.	38	
Condom	87	Epidémie de variole.	53	
Auch	85	Épidémie de variole.	51	
		Ces tableaux indiquent des épidémies moins importantes de rougeole, scar-		

Départements et arrondissements.	Nombre des communes.		Nombre des communes atteintes.	Noms des auteurs.
		latine, fièvre typhoïde, dysenterie. Nombreux détails.		
		Rapport sur les épidémies de l'arrondissement de Condom, avec tableaux statistiques importants.		Ducane.
GIRONDE	546	Pas d'épidémie dans les arrondissements de Bordeaux et Libourne.		
Bordeaux	150	Rapport général du Dr H. Gintrac.		Dr Gintrac.
Blaye	56	Pas d'épidémie.		Dr Lacourtiade.
La Réole	103	Pas d'épidémie nouvelle. Fin de l'épidémie de variole.		Dr Duprada.
Lesparre	29	Quelques cas de variole à Paulliac et à Talais.	2	Dr Piffon.
Bazas	70	Rapport sur une épidémie de variole et de varicelle.		Dr Dubacquié.
HÉRAULT	330	Pas de documents.		
ILLE-ET-VILAINE, 6 arrondissements.	350			
Saint-Malo	61	Tableau statistique, et mal fait, suivant l'opinion du Conseil de salubrité de Saint-Malo.		
INDRE	249	Pas de documents.		
INDRE-ET-LOIRE	292	Pas de documents.		
ISÈRE (4 arrondiss.)	551	Épidémie de variole dans la ville de Vienne, coïncidant avec des cas assez nombreux de croup et d'angine couenneuse.		Dr Godefroy.
JURA	583	Pas de documents.		
LANDES	370	Pas de documents.		
LOIR-ET-CHER	298	Pas de documents.		
LOIRE, 3 arrondiss.	321			
Roanne et *Montbrison*.		Rapport sommaire, sans statistique, sur une épidémie de variole.		Dr Talichet.
LOIRE (HAUTE-), 3 arrondissements.	256	Indication de la variole dans le département.		Préfet.
LOIRE-INFÉR., 5 arr.	206	Pas d'épidémie dans l'arrondissement de Nantes.		Dr Pihan Dufeillay.
LOIRET	349	Pas de documents.		
LOT	315	Pas de documents.		
LOT-ET-GARONNE	326	Pas de documents.		
LOZÈRE	193	Pas de documents.		
MAINE-ET-LOIRE	379	Tableau statistique d'une épidémie de variole, rougeole et scarlatine.		Préfet.
		Tableau statistique d'une épidémie de		

Départements et arrondissements.	Nombre des communes.		Nombre des communes atteintes.	Noms des auteurs
		dysenterie et de fièvre typhoïde dans l'arrondissement de Baugé.		
MANCHE	643			
Coutances		Rapport sommaire.		Dr Ani.
Cherbourg		Rapport sur la situation sanitaire de l'arrondissement.		Dr Loysel.
Mortain		Rapport sommaire sur une épidémie de variole.		Dr Taborel.
MARNE	667	Pas de documents.		
MARNE (HAUTE-), 3 arrondissements.	550	Pas d'épidémie dans l'arrondissement de Vassy.		Dr Lefol.
		Étude sur l'état sanitaire dans cet arrondissement.		Dr Chevance.
		Rapport sur une épidémie d'angine couenneuse dans la ville de Nogent (arrondissement de Langres).		Dr Flammarion.
MAYENNE, 3 arrond.	274	Pas d'épidémie. Quelques cas de variole.		Préfet.
MEURTHE-ET-MOSELLE.	582	Tableau statistique d'épidémies de variole, fièvre typhoïde et rougeole.		Préfet.
MEUSE	589			
Commercy	181	Tableau d'épidémie de variole.	3	Dr Nivelet père.
		Tableau d'épidémie de fièvre typhoïde.	2	Préfet.
Verdun	150	Épidémie de variole à Verdun (58 personnes atteintes).		Dr Madin.
Montmédy	132	Rapport sur une épidémie de fièvre typhoïde à Vigneuls; topographie, météréologie, hygiène, causes de l'épidémie.		Dr Spiral.
Bar-le-Duc	126	Tableau d'épidémie de variole.	18	Dr Nève.
		Statistique des décès par âge, par sexe, par mois.		
MORBIHAN	237	Pas de documents.		
NIÈVRE	660	Pas de documents.		
NORD, 7 arrondiss..	662	Pas de documents sur les arrondissements de Douai et d'Avesnes.		
Valenciennes	81	Épidémie de rougeole.	10	
		Épidémie de scarlatine.	1	
		Épidémie de choléra (à Valenciennes).	1	
Hazebrouck	53	Épidémie de variole généralisée. Rapport sur cinq communes.	5	
Cambrai	118	Épidémie de variole.	4	
		Épidémie de fièvre typhoïde.	1	

Départements et arrondissements.	Nombre des communes.		Nombre des communes atteintes.	Noms des auteurs.
Dunkerque.........	59	Statistique d'une épidémie de variole.	33	
Lille..............	133	Épidémie de fièvre typhoïde.	13	
		Épidémie de variole.	28	
		Épidémie de suette.	7	
OISE, 4 arrondiss...	700			
Senlis............	133	Rapport sommaire sur une épidémie de variole.		Dr Boursier.
		Rapport sommaire sur une épidémie de dipthérite.	1	
Clermont..........	168	Rapport sur une épidémie de variole à Etouy.	1	Dr Joly.
Beauvais..........	242	Rapport sur une épidémie de fièvre typhoïde à Beauvais.		Dr Evrard.
		Tableau et rapport sur une épidémie de variole dans plusieurs cantons.		
		Observations de cas de rage.		Dr Evrard.
		Rapport sur l'épidémie de variole de Beaudéduit.	1	Dr Evrard .
		Rapport sur l'épidémie de variole du canton de Formerie.	8	
		Rapport et statistique sur une épidémie de rougeole et de scarlatine à Feuquières et à Grandvilliers.		Dr Evrard.
ORNE.............	511	Pas d'épidémie dans les arrondissements de Mortagne et de Domfront.		
Argentan..........	307	Épidémie de variole.	11	
Alençon...........	91	Épidémie de variole à Alençon et dans toutes les communes de l'arrondissement.		
PAS-DE-CALAIS, 6 arr.	903	Tableau statistique indiquant, pour chaque arrondissement, les communes atteintes par les diverses épidémies (variole, rougeole, scarlatine, fièvre typhoïde).		Préfet.
Saint-Omer........	178	Rapports sur une épidémie de fièvre typhoïde à Wardrecques et à Heuringhem, sur une épidémie de variole dans trois communes, et de rougeole à Boisdinghem.	1 3 1	Dr Mantel.
Béthune...........	142	Rapport sommaire sur l'absence d'épidémie, avec mortalité plus grande cependant pour cause de variole, rougeole et scarlatine.		Dr Danson.

Départements et arrondissements.	Nombre des communes.		Nombre des communes atteintes.	Noms des auteurs.
Boulogne	101	Rapport sommaire sur une légère épidémie de variole.		Dr Doiou.
Arras............	211	Rapport et statistique : épidémie de variole.	3	Dr Déhée.
		Rapport et statistique : épidémie d'angine diphtéritique.	1	
PUY-DE-DÔME, 5 arr.	443	Pas de documents.		
PYRÉNÉES (BASSES-)..	559	Pas de documents.		
PYRÉNÉES (HAUTES-), 3 arrondissem.	497	Pas d'épidémie dans l'arrondissement de Tarbes.		Dr Gleigny.
		Pas d'épidémie dans l'arrondissement d'Argelès.		Dr Dozous.
Bagnères-de-Bigorre	195	Tableau statistique sur une épidémie de variole.	3	Préfet.
PYRÉNÉES-ORIENT., 2 arrondissements.	228			
Perpignan.........	85	Statistique et notes sur les caractères d'une épidémie de variole dans l'arrondissement de Perpignan.	6	Dr Bel.
Céret	42	Rares cas de variole. Rapport sans statistique.		Dr Do.
Prades............	101	Épidémie de variole.	5	Dr Serradell.
RHIN (HAUT-), territoire de Belfort.		Rapport sur les épidémies de l'arrondissement de Belfort. Considérations générales. Statistique.		Dr Hégésippe Benoit (de Giromagny).
		Épidémie de variole, 54 communes atteintes sur 106 (857 individus).		
		Épidémie de dysenterie, 184 cas dont 116 graves.		
		Rapport sur les épidémies de variole, fièvre typhoïde, dysenterie; statistique des malades et des blessés pendant le siége de Belfort; statistique des causes de décès. Travail remarquable.		Dr H. Benoit.
RHÔNE, 2 arrondiss.	250	Pas d'épidémie.		
		Dissertation sur les épidémies du Rhône depuis vingt ans.		Dr Bouchet.
SAÔNE (HAUTE-), 3 arrondissements.	583			
Lure.............	203	Tableau statistique d'une épidémie de variole.	5	Préfet.
Gray.............	165	Tableau statistique d'une épidémie de variole.	10	

Départements et arrondissements.	Nombre des communes.		Nombre des communes atteintes.	Noms des auteurs.
Vesoul	215	Tableau statistique d'une épidémie de fièvre typhoïde.	1	Préfet.
Lure		Tableau statistique d'une épidémie de fièvre typhoïde.	1	
SAÔNE-ET-LOIRE, 5 arrondissements.	585	Tableau statistique d'une épidémie de variole.		
Mâcon	130	Tableau statistique d'une épidémie de variole.	27	
Autun	85	Tableau statistique d'une épidémie de variole.	13	
Châlon-sur-Saône	153	Tableau statistique d'une épidémie de variole.	41	
Charolles	134	Tableau statistique d'une épidémie de variole.	40	
Louhans	81	Tableau statistique d'une épidémie de variole.	25	
SARTHE	889	Pas de documents.		
SAVOIE	325	Rapport sur une épidémie de variole dans l'arrondissement d'Albertville.	5	Dr Blanc.
		Rapport sur une épidémie de variole dans l'arrondissem. de Chambéry.	1	Dr Carret.
SAVOIE (HAUTE-)	309	Pas de documents.		
SEINE		Pas de documents.		
SEINE-ET-MARNE	527	Pas de documents.		
SEINE-ET-OISE	684	Rapport sur une épidémie de dysenterie dans le 8e régiment de dragons.		Dr Debausseaux.
		Rapport sur une épidémie de variole (arrondissement de Pontoise).	4	Dr Blanchard.
SEINE-INFÉRIEURE	759	Pas de documents.		
SÈVRES (DEUX-), 4 arrondissements.	355	Tableau statistique d'une épidémie de variole.		
Niort	96	Tableau statistique d'une épidémie de variole.	25	
Bressuire	90	Tableau statistique d'une épidémie de variole.	67	
Parthenay	79	Tableau statistique d'une épidémie de variole.	39	Dr Gaune.
Melle	99	Tableau statistique et rapport sur une épidémie de variole.	66	Dr Dusouil.
SOMME, 5 arrond.	833	Tableau d'épidémie d'angine, de dysenterie, de fièvre typhoïde.		
		Rapport général du Conseil d'hygiène et de salubrité du département. Im-		

Départements et arrondissements.	Nombre des communes.		Nombre des communes atteintes.	Noms des auteurs.
		primé contenant : rapport imprimé de MM. Griois fils, A. Déprez, Bouthors, Canaple et Bauchart, sur les épizooties du département et les divers rapports partic. des médecins.		
		Rapport particulier sur une épidémie de variole (arrondissem. d'Amiens).	12	Dr Lenoël.
		Rapport particulier de fièvre typhoïde et diphtérie.	1	
Doullens..........	89	Rapport sur une épidémie de variole.	11	Dr Faux.
		Rapport sur une épidémie de fièvre typhoïde.	1	
Abbeville..........		Rapport sur une épidémie de variole.		Dr François.
Péronne...........	179	Rapport sur une épidémie de variole.		Dr Bucquoy.
Montdidier........	144	Rapport sur une épidémie de variole.	0	Dr E. Lefebvre.
		Rapport sur une épidémie d'angine couenneuse, dysenterie et fièvre typhoïde.		
TARN..............	316	Tableau statistique indiquant :		Préfet.
Albi..............	91	Une épidémie de variole.	93	
Gaillac............	75	Une épidémie de variole.	16	
Castres...........	92	Pas d'épidémie.		
Lavaur............	57	Pas d'épidémie.		
TARN-ET-GARONNE...	193	Pas de documents.		
VAR...............	143	Pas de documents.		
VAUCLUSE..........	149	Pas de documents.		
VENDÉE............	298	Tableau indiquant une épidémie de variole généralisée dans cet arrondissement.		Préfet.
La Roche-sur-Yon...	104			
Sables-d'Olonne.....	81		12	
Fontenay-le-Comte..	111		15	
VIENNE, 5 arrondiss.		Tableau statistique d'une épidémie de variole généralisée dans cet arrondissement.		Préfet.
Civray............	48			
Loudun...........	67		8	
Chatellerault.......	63		9	
Montmorillon......	65		1	
		La dysenterie et la fièvre typhoïde concomitantes.		
VIENNE (HAUTE-), 4 arrondissements.	199	Tableau d'une épidémie de variole dans les arrondissements de Limoges, Rochechouart et Saint-Yrieix.		Préfet.

Départements et arrondissements.	Nombre des communes.		Nombre des communes atteintes.	Noms des auteurs.
Rochechouart	33	Rapport particulier sur l'épidémie de variole, avec tableaux statistiques.		Dr de Font-Réaulx
VOSGES, 5 arrondiss.	546	Pas d'épidémie dans l'arrondissement de Saint-Dié.		Dr Carrière.
Neufchâteau	133	Rapport sur une épidémie de variole et de fièvre typhoïde.		Dr Lacaud.
Mirecourt	131	Tableau statistique d'une épidémie de variole et de scarlatine.		Sous-Préfet.
Remiremont........	36	Tableau statistique d'une épidémie de variole.		Dr Masson.
YONNE, 5 arrondiss.	482	Pas d'épidémie dans les arrondissements de Sens et Tonnerre.		Préfet.
Avallon	71	Tableau indiquant une épidémie de variole, de fièvre typhoïde, scarlatine, dysenterie.	7	Préfet.
Joigny	108	Quelques cas de variole.		
Auxerre	131	Rapport et tableau sur quelques cas de variole et de dysenterie.		Dr Dionis.

A la suite des tableaux récapitulatifs des deux années précédentes ou du moins des documents qui les complètent, nous placerons le tableau complet des épidémies de l'année 1872, tel du moins que le peu d'étendue des documents envoyés à l'Académie permet de l'établir, pour examiner ensuite avec détail les faits particuliers que les rapports détaillés ont donné l'occasion de recueillir et de mettre en lumière.

Documents reçus par l'Académie et renvoyés par elle à la Commission des épidémies pour l'année 1872.

Départements et arrondissements.	Nombre des communes.	Documents parvenus à l'Académie dans les délais fixés.	Nombre des communes atteintes.	Noms des auteurs.
AIN...............	450	Pas de documents.		
AISNE.............	836	Pas de documents.		
ALLIER, 4 arrondiss.	317	Arrondissement de Montluçon. Pas d'épidémie.		
		Arrondissement de La Palisse. Pas d'épidémie. Rapport sommaire.		Dr Meilheurat.
Moulins	85	Rapport sommaire sur une épidémie de fièvre typhoïde.	1	Dr Méplain.
		Rapport sommaire sur une épidémie de croup.	1	

Départements et arrondissements.	Nombre des communes.	Documents parvenus à l'Académie dans les délais fixés.	Nombre des communes atteintes.	Noms des auteurs.
		Rapport sommaire sur une épidémie de variole.	1	
		(Avec tableaux statistiques).		
Gannat............	67	Long rapport sur une épidémie d'angine couenneuse.	2	Dr Mignot.
		Long rapport sur une épidémie de dysenterie.	2	
		(Avec tableaux statistiques de la préfecture.)		
ALPES (BASSES-), 5 arrondissements.	251	Pas de documents.		
ALPES (HAUTES-), 3 arrondissements.	189	Arrondissement de Gap. Pas d'épidémie.		
		Arrondissement de Briançon. Pas d'épidémie.		
Embrun...........	36	Rapport sommaire sur une épidémie de fièvre typhoïde due aux miasmes d'un cimetière, avec un rapport plus détaillé du Dr Villau.		Dr Maurel.
ALPES-MARITIMES....	146	Pas de documents.		
ARDÈCHE...........	339	Pas de documents.		
ARDENNES, 5 arrond.	478	Tableau statistique de la préfecture faisant mention de plusieurs épizooties de typhus contagieux, de fièvre aphtheuse. Pas d'épidémie.		
ARIÉGE, 3 arrond...	336	Arrondissement de Foix. Pas de documents.		
Saint-Girons.......	81	Pas d'épidémie.		Dr Déhée.
Pamiers...........	114	Pas d'épidémie.		Dr Claux.
AUBE, 5 arrondiss...	447			
Bar-sur-Seine......		Tableau statistique sur une épidémie de rougeole dans la commune de Plaines-sur-Seine.	1	Préfet.
		Pas d'épidémie signalée dans les quatre autres arrondissements.		
AUDE...............	434	Pas de documents.		
AVEYRON...........	274	Pas de documents.		
BOUCHES-DU-RHÔNE..	106	Pas de documents.		
CALVADOS..........	767	Pas de documents.		
CANTAL............	259	Pas d'épidémie.		Préfet.
CHARENTE, 5 arrond.	428	Pas d'épidémie. Tableaux statistiques indiquant le nombre des décès dans les chefs-lieux d'arrondissements pour les années 1871 et 1872.		Préfet.

Départements et arrondissements.	Nombre des communes.	Documents parvenus à l'Académie dans les délais fixés.	Nombre des communes atteintes.	Noms des auteurs.
CHARENTE-INFÉR.....	419	Pas de documents.		
CHER	290	Pas de documents.		
CORRÈZE	286	Pas de documents.		
CORSE, 5 arrondiss..	354	Pas d'épidémie.		Préfet.
		Immense mémoire du Dr F.-M. Costa (de Bastelica) : *Etudes historiques, statistiques et médicales sur la Corse et son recrutement.*		Dr Costa.
CÔTE-D'OR..........	727	Pas de documents.		
CÔTES-DU-NORD, 5 arrondissements.	382	Pas de documents sur les arrondissements de Saint-Brieuc, Dinan, Lannion et Loudéac.		
Guingamp.........	74	Rapport sur une épidémie de coqueluche.	38	Dr Benoît.
		Rapport sur une épidémie de conjonctivite puriforme et de cas assez nombreux de stomatite aphtheuse et de fièvres intermittentes; suivi d'un tableau météorologique.	16	
CREUSE	261	Pas de documents.		
DORDOGNE..........	582	Pas de documents.		
DOUBS..............	640	Pas de documents.		
DRÔME, 4 arrondiss.	366	Pas d'épidémie dans les arrondissements de Die, Montélimar et Valence.		
Nyons	74	Tableau statistique sur une épidémie de variole.	3	Préfet.
EURE...............	700	Pas de documents.		
EURE-ET-LOIR, 4 arrondissements.	429	Pas d'épidémie dans les arrondissements de Chartres et Dreux.		
Châteaudun........		Etude étiologique sur l'épidémie de fièvre typhoïde de Châteaudun en 1866.		Dr Balley.
Nogent-le-Rotrou...	54	Rapport sur une épidémie de fièvre typhoïde dans un pensionnat de jeunes filles dans la ville de Nogent-le-Rotrou.	1	Dr Salmon et Dr Maunoury.
FINISTÈRE, 5 arrond.	284			
Brest.............	83	Rapport sur une épidémie typhique à Saint-Pierre-Quilbignon, précédée de fièvres éruptives, rougeole, scarlatine, variole. L'auteur signale cinq cas d'empoisonnement par le plomb.	1	Dr Daniel.
		La marche d'une épidémie de fièvre typhoïde à Brest et dans les envi-		

Départements et arrondissements.	Nombre des communes.	Documents parvenus à l'Académie dans les délais fixés.	Nombre des communes atteintes.	Noms des auteurs.
		rons, avec cartes et documents statistiques.		
GARD, 4 arrondiss...	348	Tableau statistique indiquant : 1° l'absence d'épidémie dans les arrondissements de Nîmes et du Vigan.		Préfet.
Alais	97	2° Une épidémie de fièvre typhoïde.	1	
Uzès	99	3° Une épidémie de fièvre typhoïde.	1	
		Une épidémie de coqueluche.	2	
		Une épidémie de variole.	1	
		Une épidémie de choléra.	1	
GARONNE (HAUTE-), 4 arrondissements.	518	Pas d'épidémie dans les arrondissements de St-Gaudens et de Toulouse.		Dr Dore. Dr Ripoll.
Muret	126	Pas de documents.		
Villefranche	93	Epidémie d'angine couenneuse.		Dr Martin Duclaux.
GERS	466	Pas de documents.		
GIRONDE, 6 arrond..	546	Pas de documents sur les arrondissements de Bordeaux, Bazas, Lesparre, Libourne, La Réole.		
Blaye	56	Considérations sur l'état sanitaire, sur la diminution de la variole sous l'influence des revaccinations; épidémie d'érysipèle, quelques cas d'angine diphtéritique.		Dr Lacourtiade.
HÉRAULT	331	Pas de documents.		
ILLE-ET-VILAINE	350	Pas de documents.		
INDRE, 4 arrondiss..	249	Topographie médicale du faubourg Saint-Cristophe, à Châteauroux.		Dr Robert.
INDRE-ET-LOIRE	292	Pas de documents.		
ISÈRE	350	Pas de documents.		
JURA, 4 arrondiss...	583			
Saint-Claude	82	Rapport sur une épidémie de variole à Viry, arrondissement de Saint-Claude.	1	Dr Grandmottet.
LANDES, 3 arrondiss.	332			
Mont-de-Marsan	134	Rapport sur une épidémie d'angine couenneuse à Arengosse (canton d'Arjuzanx).	1	Dr Malichecq.
LOIR-ET-CHER, 3 arr.	296			
Romorantin	119	Rapport très-circonstancié sur une épidémie d'angine diphtéritique.	1	Dr Picard.
LOIRE	327	Epidémie de fièvre catarrhale adynamique dans les troupes de la garnison de Saint-Étienne.		Dr Million.
Roanne	112	Pas d'épidémie.		Dr

Départements et arrondissements.	Nombre des communes.	Documents parvenus à l'Académie dans les délais fixés.	Nombre des communes atteintes.	Noms des auteurs.
Montbrison	139	Pas d'épidémie.		Dr Rey.
LOIRE (HAUTE-)	260	Pas de documents.		
LOIRE-INFÉRIEURE	208	Pas de documents.		
LOIRET	349	Pas de documents.		
LOT	315	Pas de documents.		
LOT-ET-GARONNE	326	Pas de documents.		
LOZÈRE	193	Pas de documents.		
MAINE-ET-LOIRE	379	Pas d'épidémie.		Préfet.
MANCHE, 5 arrondiss.	375			
Cherbourg	73	Rapport sur une épidémie de coqueluche, d'angine diphtéritique et de flux cholériforme, sans caractères graves, à Cherbourg, avec un état statistique sanitaire de l'arrondissement.	1	Dr Loysel.
Saint-Lô	117	Etude sur l'hygiène de la ville de Carentan.		Dr Scelles, de Montdésert.
Coutances	138	Pas d'épidémie.		Dr Avril.
Valognes	118	Pas d'épidémie. Rapport sommaire.		Dr Sébire.
Mortain	74	Pas d'épidémie.		Dr Taborel.
Avranches	124	Rapport sur une épidémie de fièvre intermittente qui a sévi sur un grand nombre de communes, par défaut d'écoulement des eaux; avec quelques cas d'angine diphtéritique et de fièvres éruptives.		Dr Perrotte.
MARNE	667	Pas de documents.		
MARNE (HAUTE-)	552	Pas de documents sur l'arrondissement de Chaumont.		
		Rapport sur une épidémie d'angine couenneuse dans la ville de Nogent.		Dr Flamarion.
Langres	209	Rapport accompagné de vingt observations sur une épidémie de diphtérite dans la commune de Rouelles.	1	Dr Pontoise.
Vassy	145	Pas d'épidémie.		Dr Chevance.
		Considérations sur la température, l'état météorologique, etc.		
MAYENNE	274	Pas de documents.		
MEURTHE-ET-MOSELLE.		Tableau statistique indiquant : 1° une épidémie de fièvre typhoïde.	3	Préfet.
		2° Une épidémie de dysenterie.	2	
		3° Une épidémie de rougeole.	3	
		4° Une épidémie d'angine couenneuse.	2	
		5° Une épidémie de scarlatine.	1	

Départements et arrondissements.	Nombre des communes.	Documents parvenus à l'Académie dans les délais fixés.	Nombre des communes atteintes.	Noms des auteurs.
		6° Une épidémie de coqueluche.	2	
MEUSE	589	Pas de documents.		
MORBIHAN, 4 arrond.	237	Rapport manuscrit sur une épidémie de variole dans le département.		Dr Fouquet.
		Compte rendu imprimé du Conseil d'hygiène du département. Rapport sur des épidémies de variole, scarlatine, coqueluche, fièvre intermittente, dans un grand nombre de communes, avec tableaux indiquant le nombre des communes atteintes par chaque affection pour chacun des quatre arrondissements.		Dr Alf. Fouquet.
Vannes	75			
Ploërmel	61			
Pontivy	49			
Lorient	49			
NIÈVRE	660	Pas de documents.		
NORD, 7 arrondiss.	667	Pas d'épidémies dans les arrondissements d'Avesnes, Cambrai, Douai, Dunkerque et Valenciennes.		
Lille	133	Rapport sur une épidémie de fièvre puerpérale à l'hôpital Saint-Sauveur de Lille, avec tableaux statistiques.	1	Dr Pilat.
		Rapport sur une épidémie de fièvre typhoïde à Flers et dans la commune de Croix.	1	Dr Pilat.
Hazebrouck	53	Tableau statistique indiquant : 1° une épidémie de fièvre puerpérale.	1	
		2° Une épidémie de croup et d'angine couenneuse.	1	
		3° Une épidémie de variole et varioloïde.	1	
OISE, 4 arrondiss.	700			
Beauvais	242	Rapport sur une épidémie de fièvre typhoïde à Méru.	1	Dr Evrard.
		Rapport sur une épidémie de fièvre typhoïde à Escles.	1	Dr Evrard.
		Rapport sur une épidémie de fièvre typhoïde au hameau de St-Quentin.	1	Dr Evrard.
		Rapport sur une épidémie de fièvre typhoïde à Auteuil.	1	Dr Evrard.
		Tableaux statistiques des naissances et des décès de la ville de Beauvais.		Dr Evrard.

Départements et arrondissements.	Nombre des communes.	Documents parvenus à l'Académie dans les délais fixés.	Nombre des communes atteintes.	Noms des auteurs.
		Tableaux spéciaux pour les décès pour cause de fièvre typhoïde (12 communes), de dysenterie et de variole.		
		Rapport sur une épidémie de fièvre typhoïde.	11	Dr Evrard.
Compiègne.........	157	Pas de documents.		
Senlis.............	133	Pas d'épidémie.		Dr Tournier.
Clermont..........	168	Rapport sur une épidémie de fièvre typhoïde.	1	Dr Joly.
Orne..............	511	Pas de documents.		
Pas-de-Calais, 6 arrondissements.	903	Tableau statistique indiquant : 1° absence d'épidémie dans les arrondissements de Béthune, Boulogne, Montreuil.		Préfet.
Arras.............	211	2° Une épidémie d'angine couenneuse.	2	
		3° Une épidémie de fièvre typhoïde.	1	
		Avec un rapport médical et statistique fait avec soin.		Dr Déhée.
Saint-Omer........	178	4° Une épidémie de variole.	3	Préfet.
		5° Une épidémie de scarlatine.	1	
		6° Une épidémie de fièvre typhoïde.	1	
		Avec un rapport sur ces épidémies.		Dr Maulet.
Saint-Pol..........	191	7° Une épidémie de variole.	1	
		8° Une épidémie de fièvre typhoïde,	3	
		9° Une épidémie de scarlatine.	1	
		10° Une épidémie de coqueluche.	2	
Puy-de-Dôme, 5 arr.	448	Pas d'épidémie dans les arrondissements d'Ambert, Issoire, Riom, Thiers.		
Clermont-Ferrand...	101	Rapport d'épidémie d'affections puerpérales, dans les communes de Clermont, et de Montferrand, avec les observations, suivi d'une note de M. le Dr Ledru.		Dr Nivet.
Pyrénées (Basses-), 5 arrondissem.	559	Tableau statistique indiquant : 1° absence d'épidémie dans les arrondissements de Pau,		Dr Daran.
	185			
	53	De Bayonne,		Dr Lafont.
	80	D'Oloron.		Dr Serrou.
Orthez............	135	2° Une épidémie d'angine diphtéritique.	1	Dr Blanc.
Mauléon..........	106	3° Une épidémie de variole.	4	Dr Féraud.
Pyrénées (Hautes-)..	347	Pas de documents.		

La VARIOLE qui a fait tant de victimes pendant les années précédentes et qui tenait la plus grande part dans les travaux des médecins inspecteurs des épidémies, n'a sévi que d'une manière relativement très-bénigne pendant l'année 1872 ainsi que le montre le tableau précédent.

Il n'y a là d'ailleurs qu'un fait très-ordinaire. Les grandes épidémies saisissent tous ceux qui présentent à les contracter une aptitude spéciale, et, ce fonds épuisé, elles s'éteignent pendant un temps plus ou moins long, pour reparaître lorsque des conditions favorables à une généralisation nouvelle se sont reproduites.

Il résulte de cette accalmie que très-peu de rapports ont été envoyés à l'Académie, les cas isolés et rares qui ont pu se produire dans des localités diverses ayant passé le plus souvent inaperçus.

Toutefois, le docteur Fouquet, de Vannes, dont on ne peut assez louer le zèle et l'exactitude et qui, pour la vingt-deuxième fois, est chargé par ses collègues du Conseil d'hygiène du compte rendu annuel des épidémies du Morbihan, constate encore 205 cas de mort par la variole dans ce département. Il est bon de remarquer que ce chiffre n'est pas même la dixième partie de celui qui représente l'année 1871. On sait d'ailleurs, et la fréquence de la variole chez les mobilisés bretons pendant le siége de Paris ne l'a que trop montré, que les populations de cette partie de la France, malgré les efforts des médecins vaccinateurs, est par préjugé, ou par incurie, rebelle à la vaccination. Elle offre par suite une proie toujours prête aux épidémies varioliques.

Outre les faits qui concernent la variole, le rapport de M. Fouquet renferme quelques faits intéressants qui doivent trouver ici leur place.

Une sage-femme de Rochefort-en-Terre vaccina, le 9 juillet, un certain nombre d'enfants, en se servant comme vaccinifères de deux enfants qu'elle avait elle-même vaccinés neuf jours auparavant et chez qu la vaccine se développa d'une manière parfaitement régulière. Vers le sixième ou septième jour, il se manifesta une éruption scarlatiniforme plus ou moins étendue autour des pustules vaccinales, lesquelles au huitième, au dixième jour, prirent une teinte noire très-foncée et s'entourèrent d'ulcérations annulaires. Les ganglions axillaires étaient engorgés et chez plusieurs sujets la suppuration devint très-abondante.

Les deux vaccinifères, examinés par MM. Fouquet et Juhel, furent trouvés complétement sains. Déjà la plupart des vaccinés chez lesquels des accidents s'étaient développés étaient guéris. Les cicatrices vaccinales présentaient leurs caractères normaux et les quelques croûtes qui persistaient encore se détachaient facilement. Aucun accident suspect ne s'est montré depuis chez les enfants chez lesquels on avait observé cette vaccine anomale.

Le rapprochement des piqûres qui a permis aux auréoles de se confondre, l'élévation de la température, peut-être l'état des instruments employés pour la vaccination, semblent à MM. Fouquet et Juhel, avoir pu devenir les causes de cette marche bizarre qui, il faut le dire, reste inexpliquée.

L'habileté bien connue des médecins chargés de contrôler les faits ne permet pas d'admettre que la syphilis y ait joué un rôle; leur affirmation est très-nette sur ce point et l'absence d'accidents secondaires, la rapidité de la guérison des ulcérations confirme leur appréciation. Il n'en est pas moins vrai cependant que cette marche irrégulière de l'éruption vaccinale est tout à fait exceptionnelle. Il n'est aucun médecin qui n'ait observé des fait analogues et isolés, mais ce qui frappe surtout dans celui de Rochefort, c'est la généralisation des symptômes anormaux à tous les enfants vaccinés le même jour lorsque les vaccinifères n'avaient rien présenté de semblable. Il y a là une inconnue qu'il paraît impossible de dégager.

Dans le département du Jura, le docteur Grandmottet, de Saint-Claude, a observé une petite épidémie variolique, petite par le nombre des malades, grave par la proportion des invasions aux décès.

Le bourg de Viry compte 949 habitants; placé dans la situation la plus avantageuse, dans un beau pays, pourvu d'excellentes eaux, il devrait présenter les meilleures conditions de salubrité, mais les maisons sont basses et malpropres et les habitants voués à l'ivrognerie dès leur plus jeune âge, car on voit des mères donner de l'eau-de-vie à leurs jeunes enfants. Malgré l'aisance qui y est générale et d'excellentes conditions météorologiques, la fièvre typhoïde s'est fixée depuis cinq ans dans le village où elle a frappé 119 personnes sur lesquelles 19 ont succombé.

La variole y était depuis longtemps inconnue, lorsque qu'un jeune homme de 28 ans y revint en décembre 1872, après avoir quitté une localité très-éloignée où elle régnait. Atteint de la maladie pendant le cours de son voyage, il fit 40 kilomètres à pied, sous un froid des plus

Départements et arrondissements.	Nombre des communes.	Documents parvenus à l'Académie dans les délais fixés.	Nombre des communes atteintes.	Noms des auteurs.
		M. Jacquin, maire de Bessancourt, pour son dévouement pendant une épidémie de fièvre typhoïde.		
		Rapport médical et statistique sur cette épidémie. Renseignements consécutifs. Autre rapport sanitaire sur les affections endémiques et épidémiques.		Dr Prestat.
		Rapport sur une épidémie de fièvre typhoïde dans le canton d'Ecouen.	9	Dr A. Blanchard.
Versailles..........	114	Rapport : 1° sur les entrées, les décès et leurs causes à l'hôpital civil et dans la ville de Versailles; 2° tableau des diverses maladies constatées dans les communes de l'arrondissement.		Dr Remilly.
SEINE-INFÉRIEURE, 5 arrondissements.	759	Pas d'épidémie dans l'arrondissement de Neufchâtel-en-Bray.		Dr Correa de Serra.
Yvetot.............	168	Rapport sommaire sur la grippe, la diarrhée, le choléra infantile, la rougeole, qui se sont montrés çà et là avec des caractères bénins.		Dr Omanton.
Dieppe...........	168	Quelques cas de coqueluche. Dans un rapport sommaire, l'auteur signale des causes qui l'empêchent de faire un rapport.		Dr Lallemant.
Le Havre.........	121	Etude statistique et médicale du Havre, avec la statistique des naissances, des mariages, les causes des décès et leur nombre; travail très-remarquable.		Dr Lecadre.
		Rapport sur une épidémie de diarrhée cholériforme des enfants.		Dr Lecadre.
Rouen.............	137	Rapport d'épidémie de grippe, rougeole, pneumonie, affections diphtéritiques; ce rapport est plutôt un état sanitaire qu'un compte rendu d'épidémie.		Dr Bouteiller.
SÈVRES (DEUX-).....	364	Pas de documents.		
SOMME...........	852	Pas de documents.		
TARN..............	331	Tableau indiquant : 1° une épidémie de variole.	6	
		Une épidémie de croup.	1	
TARN-ET-GARONNE, 3	193	Rapport sur la constitution médicale	1	Dr Lacaye.

Départements et arrondissements.	Nombre des communes.	Documents parvenus à l'Académie dans les délais fixés.	Nombre des communes atteintes.	Noms des auteurs.
arrondissements.		de l'arrondissement de Montauban, et sur une épidémie de variole.		
Moissac	49	Epidémie de variole.	1	
		Epidémie de fièvre typhoïde.	1	
Castel-Sarrazin	81	Epidémie de variole.	2	
		Epidémie de rougeole.	2	
		Epidémie de fièvre typhoïde.	1	
VAR..............	143	Pas de documents.		
VAUCLUSE..........	149	Pas de documents.		
VENDÉE............	218	Pas de documents.		
VIENNE, 5 arrondiss.	296	Pas d'épidémie dans les arrondissements de Poitiers, Châtellerault et Montmorillon.		Préfet.
Civray	45	Tableau indiquant : 1° une épidémie de rougeole.	1	
Loudun	57	2° Une épidémie de diarrhée et coliques sèches.	6	
VIENNE (HAUTE-), 4 arrondissements.	199			
Bellac	79	Pas d'épidémie.		Dr Thomas.
Limoges..........	83	Pas d'épidémie.		Dr Lemaître.
Rochechouart.......	33	Pas d'épidémie.		Dr de Font-Réaulx
Saint-Yrieix	30	Pas d'épidémie.		Dr Bosvieux.
VOSGES............	536	Pas d'épidemie.		Préfet.
YONNE, 5 arrondiss.	482	Pas de documents sur les arrondis. de Sens, Joigny, Tonnerre, Avallon.		
Auxerre	131	Rapport sur une épidémie de stomatite ulcéreuse observée au dépôt du 69e de ligne, avec tableaux statistiques.		Dr Feuvrier.
		Rapport sommaire sur une épidémie de diphtérite dans la commune de Cravant.		Dr Dionis des Carrières.
SÉNÉGAL...........		1° Mémoire sur la fièvre bilieuse mélanurique dite fièvre hématurique des pays chauds. 2° Mémoire sur la composition des urines dans cette fièvre, en collaboration avec M. Trouette, pharmacien. 3° Mémoire sur les épidémies de fièvre jaune de l'île de Gorée (Sénégal), et sur les cas de fièvre jaune observés au lazaret du cap Manuel, près Gorée, en octobre 1872.		Dr Bérenger-Féraud.

Départements et arrondissements.	Nombre des communes.	Documents parvenus à l'Académie dans les délais fixés.	Nombre des communes atteintes.	Noms des auteurs.
PYRÉNÉES-ORIENTALES	227	Pas de documents.		
RHÔNE	258	Pas de documents.		
SAÔNE (HAUTE-), 3 arrondissements.	583	Rapport sur une épidémie de dysenterie observée dans la commune de Crésancey, arrondissement de Gray.		Dr Prieur.
		Tableau statistique : une épidémie de dysenterie.	1	Préfet.
SAÔNE-ET-LOIRE, 5 arrondissements.	585	Tableau statistique indiquant :		Préfet.
Autun............	85	1° Une épidémie de croup et angine couenneuse.	8	
		Une épidémie de rougeole.	1	
		Une épidémie de variole.	5	
Châlon......... ..	153	2° Une épidémie de fièvre intermittente.	6	
Charolles..........	134	3° Une épidémie de variole.	6	
Louhans......... .	81	4° Une épidémie d'angine couenneuse.	6	
		Une épidémie de fièvre intermittente.	10	
Mâcon.............	130	5° Une épidémie de fièvre catharrho-rhumatismale.	10	
SARTHE, 4 arrondiss.	391	Compte rendu imprimé du Comité consultatif de médecine cantonale; les renseignements font défaut pour quelques cantons.		
Le Mans..........	114	Rapport sur une épidémie de fièvre typhoïde, d'angine diphtéritique, de diarrhée, de pneumonie, à l'hôtel-Dieu du Mans.		Dr Le Bèle.
Mamers	143	Pas d'épidémie.		Dr Brebion.
Saint-Calais	56	Pas d'épidémie.		Dr Jumet.
La Flèche..........	76	Rapport sur une épidémie d'angine couenneuse.		Dr Dégaille.
SAVOIE	325	Pas d'épidémie dans l'arrondissement de Chambéry.		
		Pas d'épidémie dans l'arrondissement d'Albertville.		Dr Blanc.
		Pas d'épidémie dans l'arrondissement de Saint-Jean de Maurienne.		Dr Mottard.
Moutiers	55	Rapport sur une épidémie de variole dans la commune de Notre-Dame du Pré ; renseignements statistiques, médicaux, etc.	1	Dr Laissus fils.
SAVOIE (HAUTE-).....	369	Pas d'épidémie dans les arrondisse-		

Départements et arrondissements.	Nombre des communes.	Documents parvenus à l'Académie dans les délais fixés.	Nombre des communes atteintes.	Noms des auteurs.
		ments d'Annecy, Bonneville et Saint-Julien.		
Thonon	70	Epidémie de variole.	2	
		Epidémie de dysenterie.	1	
		Epidémie de fièvre typhoïde.	1	
SEINE		Pas de documents.		
SEINE-ET-MARNE, 5 arrondissements.	527	Tableau statistique indiquant : 1° une épidémie de variole.	2	Préfet.
Coulommiers	77	Une épidémie de fièvre typhoïde.	7	
		Une épidémie d'angine diphtéritique.	1	
Fontainebleau	100	2° Une épidémie de dysenterie.	2	
		Une épidémie de rougeole.	1	
		Une épidémie de coqueluche.	1	
Meaux	154	3° Une épidémie de fièvre typhoïde.	3	
Melun	93	4° Une épidémie de fièvre scarlatine.	2	
		Un grand nombre de communes n'ont pas envoyé de renseignements.		
SEINE-ET-OISE, 6 arr.	684	Tableau statistique sur les épidémies des arrondissements de Corbeil, Etampes, Mantes, Pontoise, Rambouillet et Versailles, indiquant le nombre des communes atteintes.		Préfet.
Rambouillet	159	Rapport sur une épidémie de fièvre typhoïde à Cernay-la-Ville et dans quatre autres communes.	5	Dr O. Diard.
		Rapport général sur les épidémies de fièvre typhoïde.	16	Dr O. Diard.
		Rapport général sur les épidémies de dysenterie.	4	
		Le choléra infantile, la coqueluche et la rougeole se sont propagés à tout l'arrondissement.		
Mantes	127	Rapport sur une épidémie de fièvre typhoïde.	2	Dr Donneau.
		Rapport sur une épidémie de variole.	1	
		Rapport sur une épidémie de dysenterie.	2	
Corbeil	93	Quelques cas de fièvre typhoïde, rougeole, coqueluche.		
Etampes	69	Rapport sur une épidémie de dysenterie.	2	Dr Bourgeois.
		Rapport sur une épidémie de fièvre continue.	1	
Pontoise	162	Demande d'une médaille d'or pour		Dr Prestat.

rigoureux. Et cependant la variole n'en suivit pas moins son cours régulier et se termina par la guérison, ses trois enfants non vaccinés la contractèrent et succombèrent tous les trois. La variole se répandit bientôt dans le village, 14 personnes furent atteintes, dont la moitié succomba. De nombreuses vaccinations et revaccinations furent de suite pratiquées par M. Grandmottet et l'épidémie s'arrêta. Cet observateur insiste avec raison sur l'efficacité de la vaccine et sur l'influence exercée par elle dans la préservation absolue de la variole ou dans l'amendement des accidents varioliques.

Une épidémie plus importante est celle qui, commencée en novembre 1871, a frappé pendant les premiers temps de l'année 1872 la commune de Notre-Dame du Pré (Savoie). (Docteur Laissus, médecin des épidémies de l'arrondissement de Moutiers.) Un jeune soldat revenant d'Afrique et déjà malade y mourut, 9 jours après son arrivée, d'une variole confluente.

Bientôt et de proche en proche la maladie gagna tout le village et sur 548 habitants en frappa 130 dont les deux tiers n'avaient jamais été vaccinés; 36 malades succombèrent. La forme hémorrhagique fut celle qui prédomina dans les cas mortels. L'encombrement des malades qui couchaient dans des écuries pêle-mêle avec leurs bestiaux pendant l'hiver, exerça une funeste influence sur ces déplorables résultats.

La commune de Laversine dans le département de l'Oise fut moins éprouvée. 22 cas de variole s'y déclarèrent, mais sans qu'il se produisît un seul décès.

Un fait assez particulier s'est montré à Ecques (Pas-de-Calais). Deux jeunes enfants non vaccinés y contractèrent la variole et guérirent après l'avoir transmise à leur père et à leur mère qui succombèrent peu après. En quelques semaines le nombre des invasions fut de 42, sept adultes moururent; mais ce qui est remarquable, c'est que sur 15 enfants non vaccinés qui furent atteints il n'y eut pas un seul décès. C'est là une de ces bizarreries que l'on rencontre si souvent dans les affections épidémiques, où l'on voit souvent se prononcer une immunité spéciale en contradiction avec les faits généralement observés (docteur Mantel).

Dans le même arrondissement de Saint-Omer, M. le docteur Mantel a observé un certain nombre de varioles à forme hémorrhagique. Il a remarqué une prédisposition toute particulière chez les ivrognes à cette complication. Cette observation est en rapport avec un grand nombre d'autres faits.

La ROUGEOLE a régné épidémiquement dans un assez grand nombre de lieux pendant l'année 1872; mais les rapports particuliers ne mentionnent aucune épidémie grave et se contentent d'indiquer des chiffres sans aucun intérêt.

Dans le département du Morbihan, on signale 1114 cas répartis dans 39 communes, et sur lesquels il s'est produit 84 décès, soit 7,53 pour 100.

La SCARLATINE dans le même département moins nombreuse, quant au chiffre des invasions, s'est cependant montrée plus grave; sur 324 cas, on a compté 79 décès ou 24,38 p. 100, soit un quart des invasions en chiffres ronds; il est difficile de partager l'optimisme de l'honorable rapporteur qui est disposé à s'applaudir de la bénignité inaccoutumée de cette affection dont certaines épidémies, il est vrai, atteignent une épouvantable gravité.

Elle s'est montrée assez bénigne à Hallines et à Wizernes dans l'arrondissement de Saint-Omer où elle a atteint 206 enfants et seulement 5 adultes. La néphrite albumineuse s'est très-fréquemment manifestée comme complication; 162 enfants ont été atteints d'anasarque. Un seul d'entre eux succomba. Deux autres moururent de méningite.

La COQUELUCHE a été étudiée par le Dr Mignot dans le canton de Chantelle, arrondissement de Gannat (Allier). L'épidémie de 1872 a été relativement bénigne ; sa durée n'a été que de six semaines et les complications ne se sont montrées que rarement. L'époque où la coqueluche a sévi, c'est-à-dire du mois de mai au mois d'octobre, était d'ailleurs peu favorable au développement de la broncho-pneumonie, l'une des plus fréquentes et des plus funestes de ces complications. Un seul enfant fut atteint de convulsions, un autre d'une hémorrhagie nasale intense. Chez trois ou quatre, la dysenterie, qui commençait à régner, vint s'ajouter à la coqueluche.

Cette épidémie donne à l'auteur du rapport l'occasion d'étudier la périodicité des retours de la coqueluche dans la contrée qu'il a depuis longtemps l'occasion d'observer. En 18 années, cette affection s'est montrée six fois dans le canton de Chantelle, 4 fois elle s'est généralisée, et chaque fois, à cinq années d'intervalle, deux fois seulement, en 1863 et en 1868, elle s'est manifestée par quelques cas isolés. D'ailleurs, les causes des retours presque réguliers et de l'intensité variable de ses apparitions ont paru à M. le docteur Mignot échapper complétement à l'analyse.

En dehors des deux petites épidémies qui paraissent à M. le docteur Mignot tout à fait accidentelles, la période régulière du retour de la coqueluche s'est trouvée de cinq années.

Dans l'arrondissement de Guingamp (Côtes-du-Nord), 38 communes, dit M. le docteur Benoist, ont été éprouvées par la coqueluche pendant une durée de 6 mois, de mars en août. Le chiffre de la mortalité n'est pas indiqué dans le rapport. Les décès paraissent avoir été principalement causés par la pneumonie. Cette dernière semble avoir présenté dans ces circonstances une gravité toute spéciale.

La ville de Cherbourg et ses environs ont offert à l'observation de M. le docteur Loysel un certain nombre de cas de coqueluche dont la réunion mérite à peine le nom d'épidémie.

Dans le département du Morbihan, 107 décès ont été causés par cette affection qui s'est généralisée à l'état épidémique ; 25 communes de l'arrondissement de Lorient, 18 communes de l'arrondissement de Vannes, 8 communes de l'arrondissement de Pontivy et 8 communes de l'arrondissement de Ploërmel en ont été atteintes.

Diphthérie. — Les épidémies de diphthérie ont présenté une importance assez grande pendant l'année 1872, et elles ont donné lieu à des travaux assez étendus. Deux médecins de la Haute-Marne, MM. les docteurs Pontoire et Flamarion ont donné des descriptions, le premier de l'épidémie qu'il a observée à Rouelles, le second de celle qu'il a suivie à Nogent.

M. Pontoire, médecin de la maison centrale d'Auberive, rapporte dans son travail vingt observations d'angine couenneuse. Sur les vingt malades qu'il a observés, 12 ont succombé. La forme que l'épidémie a affectée rend bien compte de sa gravité. Des épistaxis fréquentes, la pâleur des téguments, l'empâtement des régions sous-maxillaires, l'engorgement des ganglions, l'affaissement rapide des malades étaient autant de témoignages de la nature profondément septique de la maladie. Aussi, comme on le voit souvent dans ces tristes circonstances, il semble qu'un petit nombre de sujets seulement ait succombé à l'asphyxie, suite de la propagation des pseudo-membranes vers le larynx, et, dans les cas même où cette propagation était évidente et où le croup n'était pas douteux, l'état de collapsus était tel que M. Pontoire ne crut pas devoir pratiquer la trachéotomie.

Ce judicieux observateur n'attribue pas, et cela avec juste raison, aux conditions topographiques où se trouve placée la commune de Rouelles le développement de la diphthérie. Il fait toutefois remarquer avec non moins de justesse que l'humidité du sol, la difficulté du renouvellement de l'air dans une vallée profondément encaissée, la fâcheuse disposition des habitations qui, adossées au penchant d'une colline, ne reçoivent que d'un seul côté l'air et la lumière, ont pu imprimer à l'épidémie un caractère de gravité exceptionnelle. Cette observation est d'ailleurs conforme à des faits fréquemment constatés dans des épidémies variées.

M. le docteur Pontoire rapproche, sans tirer d'ailleurs de conclusions formelles, l'épidémie de Rouelles d'une épidémie de diphthérie éteinte depuis trois années au village de Courcelles-en-Montagne, distant de 14 kilomètres, et d'une épidémie de même nature qui depuis plusieurs années persiste à Nogent-le-Roi plus éloigné encore. Il est regrettable qu'il n'ait pas fait une enquête sur les communications qui auraient pu transporter de cette dernière localité à Rouelles les germes de la maladie.

L'arrivée d'un jeune soldat, revenant de Prusse où il avait été prisonnier, portant au cou des ulcères scrofuleux, et qui lui-même ne paraît pas avoir été atteint de dipthérie, n'explique pas l'apparition de la maladie plus d'un mois après son retour chez ses deux frères qui la contractèrent les premiers.

D'ailleurs chez plusieurs malades la contagion fut évidente; ce fait est trop constant pour avoir besoin d'être discuté.

La durée des accidents a varié de 4 à 26 jours dans les cas mortels.

La petite ville de Nogent, où M. Flamarion a observé la diphthérie, a depuis une dizaine d'années le triste privilége de se voir visitée par une épidémie plus ou moins grave d'angine couenneuse.

M. Flamarion a pu en recueillir 40 observations du 12 novembre 1871, au 20 septembre 1872. Ce qu'il y a de remarquable et ce qui est en parfait désaccord avec les faits observés par le docteur Pontoire, c'est que Nogent-le-Haut balayé par les vents a été seul atteint par l'épidémie.

Les seules observations particulières à consigner ici, après M. le docteur Flamarion, sont l'évidence de l'influence contagieuse et le rapport un peu douteux que cet observateur s'efforce d'établir entre l'épidémie de diphthérie et une épidémie concomitante de scarlatine.

Le docteur Mignot signale l'existence d'une épidémie d'angine couenneuse dans deux communes du département de l'Allier, celle de Lizolle (868 habitants) et d'Echassières (1001 habitants). Dans la première, les enfants seuls sont atteints, et 7 succombent; on constate, dans la seconde, 18 décès. On n'a point relevé rigoureusement le chiffre des malades, qui serait de 65 environ.

Il s'est présenté, pendant cette épidémie, un fait qui n'est pas sans intérêt. Une femme qui n'avait été atteinte que d'une simple amygdalite sans trace de pseudo-membranes, fut prise d'une de ces paralysies du voile du palais qui accompagnent bien plus ordinairement la diphthérie. Elle éprouvait en même temps des fourmillements et de la faiblesse des membres supérieurs. Il est difficile de ne point voir là un résultat probable de l'influence épidémique, bien qu'on ait observé, dans des angines simples, des accidents analogues. La paralysie dura six semaines.

M. le docteur Malichecq, de Mont-de-Marsan, médecin des épidémies, a su donner à un court rapport sur une épidémie d'angine couenneuse, qui a régné dans la commune d'Arengosse, canton d'Arjuzanx, arrondissement de Mont-de-Marsan, département des Landes, un très-réel intérêt, par l'exactitude et la précision de ses aperçus.

Il y a une douzaine d'années, dit-il, que la diphthérie a fait son apparition dans la commune d'Arengosse, où jusqu'alors elle était inconnue. Elle se développait en même temps, pour la première fois, dans les communes de Sabres et de Vielle-Soubiran. Depuis cette époque, elle s'y est acclimatée, prenant, à des intervalles variés, une marche nettement épidémique. Cette observation de M. Malichecq doit être rapprochée de celle de Bretonneau qui fixait à 1816 la première invasion de la diphthérie dans le département d'Indre-et-Loire; et, de ce fait bien établi qu'elle est encore ignorée dans un grand nombre de localités. Sans vouloir tirer de ces faits seuls la conclusion absolue de la spécificité de cette affection, et du peu d'influence de la spontanéité organique dans sa production, il est bon de les recueillir avec soin comme autant d'éléments utiles pour la solution ultérieure du problème.

La commune d'Arengosse compte 1146 habitants. L'épidémie s'y prolongea de janvier à septembre 1872. 47 personnes furent atteintes, dont 5 hommes, 10 femmes et 32 enfants. Les morts furent au nombre de 14.

M. Malichecq insiste vivement sur l'importance de l'état général des malades au point de vue du pronostic, sur la tendance adynamique de la maladie, sur le coryza diphthérique et sur le développement fréquent des pseudomembranes à la surface des ulcères et des plaies. Pendant le cours de l'épidémie, a observé plusieurs fois la paralysie diphthérique.

C'est par importation que, des communes limitrophes du département des Landes, la diphthérie semble avoir gagné la commune de Sallespisse dans le canton d'Orthez (Basses-Pyrénées). Là encore, les enfants ont payé le tribut le plus considérable à l'épidémie. Ils représentent 19 décès sur un chiffre total de 20. Sur un total de 90 invasions, on compte 77 enfants.

M. le docteur Blanc, d'Orthez, constate l'influence prédominante de la contagion. Il a vu presque tous les malades succomber, non pas à l'asphyxie, mais à l'intoxication générale.

L'épidémie qui a frappé 166 personnes et donné la mort à 47 d'entre elles dans les communes de Fampoux et d'Athies (Pas-de-Calais), renfermant ensemble 1555 habitants, n'a fait de victimes que parmi les enfants, bien qu'un petit nombre d'adultes ait été atteint.

M. le docteur Dehée, d'Arras, qui en a donné la description, constate qu'elle a persisté avec une intensité variable du mois de juin 1871 au mois de juin 1872. Elle s'est éteinte en août et septembre 1871, et ses deux maxima se sont produits en octobre 1871, et en mars-avril 1872. Notre confrère attribue au transport des fumiers, qui se fait plus particulièrement à ces deux époques, l'exagération de l'épidémie. Il propose de les désinfecter avec le chlorure de chaux, ce qui aurait pour résultat nécessaire d'entraîner la décomposition des matières azotées, et de leur enlever toute leur valeur agricole. Il a pris d'ailleurs toutes les mesures hygiéniques convenables pour améliorer la salubrité des localités infectées.

Dans le département du Morbihan, 35 communes ont accusé 467 cas d'angine couenneuse et de croup. Le nombre des décès s'est élevé à 155 ou à 33.18 p. 100. L'arrondissement de Lorient compte à lui seul 81 décès. Il a été frappé plus gravement que les autres points du département.

Dans la commune de Cravant, arrondissement d'Auxerre (Yonne), qui compte 1,294 habitants, il s'est développé de novembre 1872 à août 1873, 124 cas de diphthérie et 13 personnes ont succombé. Cette épidémie étudiée par M. le docteur Dionis des Carrières, d'Auxerre, n'a présenté aucun caractère particulier.

Il en est de même de celle de Cabanial (Haute-Garonne), observée par M. le docteur Martin Duclaux, où 33 personnes furent atteintes dont 6 mortellement.

Enfin sur quelques points, et en particulier à Cherbourg, des cas isolés d'angine couenneuse ont été signalés, mais ils ne peuvent être considérés comme constituant de véritables épidémies.

FIÈVRE TYPHOIDE. — Plusieurs départements ont signalé l'existence d'épidémies plus ou moins graves de fièvre typhoïde en 1872.

Dans le département de Seine-et-Oise, cette affection s'est montrée dans les cantons de Montmorency, d'Écouen, de l'Isle-Adam, de Marines. Le docteur Prestat, de Pontoise, médecin des épidémies de l'arrondissement, a étudié dans plusieurs rapports partiels et dans un rapport général ces épidémies et plus particulièrement celle qui s'est développée dans la commune de Bessancourt, canton de Montmorency.

Le village de Bessancourt compte 808 habitants. Un douzième de la population fut atteint par l'épidémie. 67 malades, 7 morts démontrent suffisamment son intensité.

Son développement a été rapporté à l'action de causes diverses et particulièrement à la présence, au milieu du village, d'un cimetière trop étroit et dans lequel la terre doit être remuée pour de nouvelles exhumations avant que la destruction des parties molles des corps précédemment inhumés soit complète. Tout en blâmant ces regrettables conditions, M. Prestat n'admet point qu'elles aient eu l'influence qu'on leur attribue. Il rapporte la fièvre typhoïde de Bessancourt à la situation topographique du village enfermé dans une espèce de fer à cheval ouvert au sud-ouest, garanti des vents de l'est et du nord et surchauffé en été par les rayons du soleil. Le travail excessif auquel se livre la population, enrichie par les travaux agricoles, la température froide et pluvieuse du printemps brusquement remplacée par d'intenses chaleurs paraissent à M. Prestat avoir exercé une puissante influence pour la développer.

Quoi qu'il en soit, c'est au mois de juillet, auprès du cimetière, dans l'école communale, qu'un enfant de 9 ans fut atteint d'abord ; treize autres le furent successivement et l'instituteur, frappé à son tour, succomba. Il fut d'ailleurs impossible de suivre la filiation des accidents au point de vue de la transmission contagieuse de la maladie. Sur 7 décès, quatre furent déterminés par des pneumonies secondaires. Une hémorrhagie intestinale survenue dans le milieu du quatrième septénaire a enlevé l'instituteur communal.

M. le docteur Prestat, dont l'excellent rapport fait dignement suite à ceux qu'il a constamment envoyés à l'Académie, a visité à plusieurs reprises les malades de Bessancourt. Il donne les plus chaleureux éloges au dévouement de chaque heure, à la charité sans bornes dont a fait preuve M. Jacquin, maire de la commune, pendant toute la durée de l'épidémie. M. le sous-préfet de Pontoise, M. le préfet de Seine-et-Oise s'associent à ces éloges. Vous avez appelé, Monsieur le Ministre, dans trois lettres en date du 13 novembre 1872, du 8 avril et du 30 octobre 1873, l'attention de l'Académie sur les titres de M. Jacquin à être compris dans les propositions de récompenses qu'elle vous adresse annuellement pour services rendus en temps d'épidémie.

L'Académie regrette que ses règlements et ses précédents ne lui permettent point de reconnaître elle-même les mérites de M. le maire de Bessancourt sur qui elle appelle toute votre bienveillance.

Comme l'arrondissement de Pontoise, l'arrondissement de Rambouillet a été frappé par une épidémie de fièvre typhoïde que M. le docteur Diard, médecin des épidémies, a étudiée avec soin. Les communes de Cernay-la-Ville, Lévy-Saint-Nom, Maincourt, les Essarts, La Celle-les-Bordes ont été principalement atteintes, mais quelques cas isolés se sont aussi montrés dans les communes voisines.

95 cas, 50 femmes et 45 hommes, n'ont donné lieu qu'à 10 décès, dus presque tous aux accidents adynamiques les plus graves.

C'est au mois de mai que la maladie débuta dans la commune de Lévy-Saint-Nom. Elle y fut importée par une jeune femme qui l'avait contractée à Versailles et qui vint se faire soigner au moulin de Girouard où bientôt 5 personnes furent frappées à la fois. 20 individus de la commune qui avaient été en contact avec les premiers malades le devinrent à leur tour. Deux seulement succombèrent.

De Girouard l'épidémie se transmit successivement à Maincourt, à Saint-Forget, à Dampierre, au hameau des Bordes, à Cernay, au hameau de Saint-Robert, en gardant toujours, surtout dans ce dernier lieu où elle fut visiblement importée, le caractère contagieux.

Les hommes appartenant aux professions sédentaires étaient beaucoup plus exposés que ceux qui étaient occupés aux travaux des champs.

Cette série d'épidémies s'est prolongée pendant plus de 6 mois, se transmettant de proche en proche dans les localités envahies. Elle s'est éteinte au mois de novembre.

M. le docteur Diard, qui l'a bien observée et décrite, a fait les plus louables efforts pour la combattre. Les mesures qu'il a prises pour en arrêter la propagation, ou pour placer dans de bonnes conditions de guérison les malades plongés dans un milieu où aucune des prescriptions de l'hygiène n'étaient observées, méritent l'approbation de l'Académie.

Les exemples de contagion de la fièvre typhoïde, difficiles à constater dans les villes, se présentent dans les campagnes de la manière la plus nette.

Un habitant de la commune de Silly, canton de Noailles (Oise), était allé donner ses soins dans une commune voisine à l'un de ses parents qui en était atteint. De retour au milieu des siens, il fut bientôt frappé à son tour de la même affection qu'il transmit à sa femme, à sa belle-mère et à ses deux enfants. Confinée d'abord à l'extrémité du village que ces malades habitaient, la fièvre typhoïde s'étendit plus tard à toute la commune, où elle régna pendant un an, frappant 42 habitants sur 540, et donnant la mort à 6 d'entre eux. Trois personnes, venues l'une de Lardières et deux de la commune du Déluge pour soigner des malades, retournèrent chez elles après avoir contracté la maladie et l'une de ces dernières mourut.

Le hameau de Framicourt est composé de deux moulins. Dans le premier, deux jeunes gens furent successivement frappés et l'un d'eux mortellement; dans le second, la mère et le fils succombèrent, quoique ce dernier eût été éloigné dès que l'on eut constaté chez sa mère les premiers symptômes de la fièvre typhoïde.

Le docteur Évrard, médecin des épidémies de l'arrondissement de

Beauvais, qui a fort bien étudié, dans une série de rapports précis et substantiels, les faits qui précèdent, a signalé encore d'autres cas de transmission de cette maladie.

Dans le village de Saint-Quentin d'Auteuil, elle a frappé 25 personnes sur une population de 140 habitants. Le premier malade était un jeune homme, garçon marchand de vins à Paris, qui revint chez ses parents au mois de février pour se faire traiter d'une fièvre typhoïde au début et dont la terminaison fut heureuse. Mais bientôt la maladie se développa de proche en proche autour de lui frappant, pendant les trois mois qui suivirent, d'abord une, puis successivement plusieurs personnes de la même famille.

La domestique du maire du village, M. Baclé, chez qui 3 personnes avaient été atteintes et dont la fille avait succombé, était visitée par son mari employé chez un cultivateur d'Auteuil, commune dont dépend le village de Saint-Quentin. Cet homme contracta à son tour la fièvre typhoïde et la transmit à son maître.

Une femme de la même commune qui avait donné des soins à Mlle Baclé, revint chez elle après sa mort et fut également atteinte.

Ces deux malades devinrent, pour Auteuil, l'origine d'une épidémie qui durait encore à la fin de l'année, après avoir frappé 20 personnes sur 260 habitants et fait 5 victimes.

Dans la commune d'Escles, canton de Formeries, la fièvre typhoïde fut importée par une jeune fille qui travaillait à Aumale, dans une fabrique où elle l'avait contractée, et qui vint mourir chez ses parents. Elle la communiqua à 3 de ses 9 frères ou sœurs et bientôt l'épidémie gagna de proche en proche les habitations voisines, favorisée dans son développement par la misère, la malpropreté et l'absence de tous soins hygiéniques. Elle ne s'éteignit qu'en janvier 1873, après avoir duré quatre mois et avoir atteint 27 personnes dont 2 seulement succombèrent.

L'Académie s'associe aux éloges donnés par M. le docteur Évrard à MM. Deneux, de Beaucamp et Niquet, de Lignières, tous deux médecins dans le département de la Somme, dont la commune d'Escles est limitrophe et qui, à défaut de médecin dans l'Oise, donnèrent avec le plus grand dévouement leurs secours aux indigents de la commune d'Escles.

Chargé par le préfet de l'Oise d'aller étudier, à Méru, *la fièvre typhoïde qui y règne, d'en étudier les causes et d'examiner avec soin si la proximité du cimetière n'est pas pour quelque chose dans le développement, la propagation, ou la persistance de l'épidémie*, M. Évrard constata que, lors de son enquête, 25 personnes avaient été atteintes et que 5 avaient succombé.

Le faubourg d'Agnicourt, qui avait fourni le plus grand nombre de cas, est situé dans une gorge resserrée entre le ruisseau de Méru et le cimetière, il est occupé par une population ouvrière dense, peu aisée. Les maisons y sont mal aérées, les cours étroites et mal tenues. C'est à ces dernières conditions plutôt qu'au voisinage d'un cimetière que notre confrère est disposé à attribuer la prédominance épidémique que manifeste habituellement le faubourg d'Agnicourt. Toutefois, il ne se dissimule pas que la proximité trop rapprochée du cimetière ne peut que contribuer à aggraver la situation déjà si défavorable de ce quartier de la ville.

Il est, en effet, très-exigu, le terrain en est argileux dans la plus grande étendue et il conserve les corps au lieu de les détruire, à ce point, déclare M. le maire de Méru, qu'en creusant des fosses nouvelles, on extrait des portions de cadavres non encore dépouillées de leurs chairs. Toutefois ce dernier résultat est modifié par des circonstances spéciales dans une de ses parties, celle qui confine aux routes de Gisors et de Pontoise. Ces voies de communication sont placées à un niveau très-inférieur. Il en résulte une sorte de drainage qui épanche sur les routes les eaux provenant du cimetière et qu'une pente accentuée entraîne vers la ville.

A certaines époques, affirment les médecins de Méru réunis par M. le docteur Évrard, l'odeur des cadavres en décomposition devient manifeste au loin.

M. Évrard est donc fondé à conclure que la translation du cimetière dans un lieu plus éloigné et dans des conditions plus favorables, serait d'une incontestable utilité.

Il joint d'ailleurs à cette conclusion les prescriptions les plus sages pour l'assainissement du faubourg d'Agnicourt.

Nous terminerons l'examen de l'intéressante communication de notre zélé correspondant en signalant un fait qui n'est pas sans intérêt au point de vue des relations que l'on a cherché à établir entre la fièvre typhoïde et la variole. La commune de Laversine a présenté 22 cas de la première de ces deux affections en 1872. Tous ont été observés dans un même quartier, qui l'année précédente avait été préservé de la variole. La partie de la commune que la variole avait atteinte n'en a présenté aucun exemple.

L'arrondissement de Beauvais n'a pas seul, dans le département de l'Oise, payé son tribut à la fièvre typhoïde épidémique. Dans l'arrondissement de Clermont, M. le docteur Joly, médecin des épidémies, l'a observée à Cressensacq.

Au mois de mai 1872, une femme de cette commune, habitant Clermont, vit ses trois enfants atteints de fièvre typhoïde. L'un d'eux mourut, elle ramena son corps à Cressensacq, où il fut inhumé. Malade elle-même, elle passa 15 jours dans sa famille. Après son départ, deux de ses frères furent atteints de fièvre typhoïde et succombèrent; puis dans une maison voisine, 8 personnes la contractèrent l'une après l'autre dans un intervalle de 3 mois.

De proche en proche les familles occupant les habitations contiguës furent frappées à leur tour. Dans l'une 8 personnes, dans une autre 5, dans une troisième 6 furent plus ou moins gravement malades et deux d'entre elles succombèrent.

La belle-mère de l'une de ces dernières transporta après la mort de son gendre, chez elle et dans une autre rue, sa fille et sa petite-fille encore malades. Une autre de ses filles, qui habitait avec elle, fut prise à son tour, bien que la maison fût dans les meilleures conditions de salubrité.

La commune de Cressensacq a une population de 375 habitants, sur lesquels 23 furent atteints par l'épidémie et dont 5 moururent.

Les rapports des médecins des épidémies du département de l'Oise ont donc apporté une importante contribution à l'étude de la transmissibilité de la fièvre typhoïde. Difficile à démontrer dans les grands centres de population, ce mode de propagation de certaines maladies devient évident dans les petites localités. On y peut, en effet, constater facilement l'importation dans un milieu sain, par un malade venu du dehors, d'une affection qui se transmet d'abord à ceux qui le touchent de plus près, pour envahir plus tard les lieux voisins dans des proportions variables. Les conditions du milieu agissent à leur tour pour déterminer une diffusion plus ou moins grande de l'épidémie dès lors constituée.

L'agglomération en favorisant les contacts, les causes d'insalubrité, en diminuant la résistance de l'organisme, exercent une puissante influence. C'est l'examen bien fait de l'action de ces causes secondaires qui permettra de formuler nettement les préceptes d'hygiène au moyen desquels les populations se mettront de plus en plus à l'abri des contagions et des épidémies. Les observations de chaque jour démontrent quel rôle important la misère, la malpropreté, l'accumulation des matières en décomposition, des ordures dans les villes, des fumiers dans les villages, des eaux stagnantes, des vidanges, exercent sur la santé publique. Apporter chaque jour des faits nouveaux pour démontrer la nécessité de faire pénétrer dans les masses la connaissance de ces actions néfastes, pour encourager les efforts de ceux qui travaillent à les faire disparaître est rendre un signalé service. Déjà des résultats considérables ont été obtenus dans les grandes villes, il faut les perfectionner et surtout les généraliser. L'Académie, pour parvenir à ce but, ne peut que stimuler le zèle des médecins chargés de l'étude des épidémies. Rechercher toutes les causes d'insalubrité qui ont pu concourir à leur développement, les indiquer aux autorités locales et à l'administration départementale, les signaler aux commissions d'hygiène dont ils font presque tous partie, telle est leur mission, utile entre toutes, et qu'un certain nombre d'entre eux accomplissent avec un zèle auquel on ne peut que rendre hommage.

Sur cinq épidémies de fièvre typhoïde, signalées dans le département du Pas-de-Calais, trois sont attribuées à l'importation contagieuse, l'origine des deux autres n'a pas été indiquée.

La commune d'Adinfer a donné un exemple d'importation bien évidente.

En juillet 1872, une jeune femme y revenait dans sa famille. Elle avait contracté la fièvre typhoïde en donnant à Douchy-lez-Ayettes, où elle sévissait, des soins à une famille qui en était atteinte. Elle mourut le quatorzième jour.

Dès lors la commune fut infectée et, pendant les mois qui suivirent, sur les 355 habitants qu'elle compte, 37 ou plus du dixième furent frappés; 9 ou 1/40 environ succombèrent. Là encore la misère, l'absence de bonnes conditions d'hygiène exercèrent une puissante action sur l'extension de l'épidémie.

Dans la commune de Racquinghem, la fièvre typhoïde fut importée de Blandecques par une femme qui y avait soigné son frère. Les trois enfants des voisins qui avaient soigné les malades ou qui leur avaient porté des secours furent bientôt frappés et l'épidémie se propagea de proche en proche.

Pendant les mois de juillet, août, septembre, elle atteignit 31 personnes, dont 7 moururent.

Dans le département du Morbihan, où la statistique des épidémies est établie avec un soin qui fait le plus grand honneur à M. le docteur Fouquet et au zèle de ses collègues des conseils d'hygiène, la fièvre typhoïde a frappé dans 86 communes 1,995 personnes dont 526 ou 27,42 p. 100 ont succombé.

Dans la commune de Péaule, on a compté une centaine de malades et 35 victimes. Les causes d'insalubrité résultant de l'absence de tout soin hygiénique paraissent avoir exercé une action puissante sur le développement si grave de cette épidémie.

Dans le département du Nord, l'arrondissement de Lille a été gravement éprouvé par la fièvre typhoïde.

Pour la ville de Roncq, située sur la frontière belge, et qui compte 5,000 habitants, la proportion des attaques a été du vingtième de la population, 30 malades ont succombé.

A Flers, la maladie fit sa première apparition dans les ateliers de teinturerie de MM. Descat qui occupent un grand nombre d'ouvriers. Elle s'étendit bientôt dans la commune de Croix, dans celles de Forest et du hameau de Marchenelles, transportée par des ouvriers rentrés dans leur famille. Chaque maison comptait plusieurs malades.

Ces malades appartenaient surtout à l'enfance et à l'adolescence. Toutefois un homme de 58 ans fut atteint à Croix, c'est là un fait assez rare et qu'il est intéressant de signaler.

M. le docteur Pilat, qui a suivi avec un grand zèle cette épidémie, l'attribue à la réunion dans un même atelier d'un grand nombre d'ouvriers livrés à des travaux pénibles et subissant des fatigues extrêmes.

La contagion, favorisée dans son action par la présence de canaux vaseux, de mares infectes, lui paraît avoir agi pour sa diffusion.

Placé dans des conditions insalubres, le hameau des Quatre-Ormeaux fut le point le plus gravement frappé.

A la Madeleine-lez-Lille, 41 cas de fièvre typhoïde se développèrent dans les dernières semaines de 1872.

On en compta 24 et 8 décès à la Chapelle d'Armentières.

Quelques épidémies ont présenté des caractères particuliers. MM. les docteurs Salmon et Maunoury, de Chartres, dont l'Académie a pu apprécier souvent les excellents travaux, lui ont rendu compte d'une petite épidémie de fièvre typhoïde observée dans une pension de jeunes filles à Nogent-le-Rotrou, à une époque où rien de semblable n'existait dans le reste de la ville. 30 personnes tant élèves internes et demi-pensionnaires que maîtresses et employées tombèrent malades, 6 décès étaient connus lorsque l'enquête fut faite, d'autres peuvent avoir été ignorés.

Sur 47 élèves externes 2 seulement paraissent avoir été légèrement atteintes.

MM. Salmon et Maunoury attribuent cette épidémie isolée à l'accumulation d'un grand nombre de jeunes sujets dans une maison d'une salubrité douteuse et dont les constructions sont en mauvais état, placée en contre-bas par la surélévation des rues voisines, entourée de ruelles infectes, où les eaux putrides ne trouvent pas d'issue, et de misérables maisons dont les fosses d'aisances ne sont vidées que tous les 10 ou 12 ans.

L'encombrement fut favorisé par la persistance de pluies torrentielles qui forcèrent de conserver les enfants dans des classes non pourvues de cheminées et mal aérées. Ce qui donne à cette opinion une grande probabilité, c'est l'immunité presque absolue des externes non enfermées dans la maison.

La fièvre typhoïde semble presque endémique à Risoul, village de 800 habitants, arrondissement d'Embrun (Hautes-Alpes). Elle s'y est fixée depuis 3 ans et a enlevé 180 personnes, près du quart de la population. Comme le docteur Evrard à Méru, le docteur Villan, médecin des épidémies à Embrun, attribue aux conditions déplorables que réalise le cimetière de Risoul, cette persistante épidémie. Puisque, dit-il, toutes les communes voisines sont indemnes, il faut qu'une cause locale l'ait développée et l'entretienne dans cette localité.

Or, depuis longtemps, on ensevelit les morts dans une étendue de cinq ou six ares de terrain. Ce lieu n'est plus qu'un amas de chair humaine et, depuis que la mortalité est si grande, on est obligé de creuser des fosses dans des lieux où l'on rencontre des parties de cadavres qui ne sont pas totalement putréfiées.

De là des émanations méphitiques habituelles, pénibles surtout dans les temps chauds ou humides, et qui provoquent des fièvres continues adynamiques.

M. le docteur Villan termine son rapport par d'excellents conseils parmi lesquels l'abandon du cimetière occupe naturellement la première place.

Dans le département du Finistère, au voisinage de Brest, sur la rive droite de la Penfeld, la fièvre typhoïde a exercé des ravages assez considérables.

C'est dans la deuxième quinzaine de juillet 1872 que l'épidémie s'est montrée dans la commune de Saint-Pierre au village de Kergrach. Une femme Renault l'avait communiquée à sa sœur qui mourut le 16 août. Ces deux femmes avaient été soignées par une de leurs parentes qui habitait Rouissan. Atteinte à son tour, elle portait la contagion dans ce village, qui devenait un foyer épidémique, et la communiquait à sa famille et à la plus grande partie des habitants de la maison qu'elle habitait elle-même. De là l'épidémie s'étendait successivement aux maisons voisines, à Recouvrance, au Relec, à Saint-Marc, à Guilers, à la Trinité, à Saint-Pierre Quilbignon. Une bonne carte montre nettement l'extension progressive de la maladie à ces diverses localités.

Un tableau très-intéressant joint à la relation de l'épidémie, faite avec beaucoup de soin par M. le docteur Daniel, établit de la manière la plus claire la filiation des atteintes successives. Deux faits sont assez remarquables dans ce récit. Deux hommes, un fondeur et un matelot, avaient passé la nuit à Rouissan avec deux filles chez lesquelles débutait la maladie. Tous deux en furent bientôt atteints.

Le village de Rouissan est placé dans le voisinage du polygone de la marine, près d'une surface assez étendue récemment déboisée, et où l'on dépose les vidanges et les fumiers de Brest. La population est pauvre, d'une saleté immonde, adonnée à tous les vices et en particulier à l'ivrognerie et à la prostitution.

Dans des taudis infects, des filles couchent sur de véritables fumiers de paille ou de balle d'avoine, à peine vêtues et livrées à la dépravation la plus hideuse ; sur 322 habitants, 125 à 130 ont été frappés par l'épidémie, 26 sont morts. Les femmes ont été atteintes en plus grand nombre que les hommes ; sur 102 cas où le sexe est indiqué, on compte 69 femmes et 33 hommes. Sur 26 décès, 18 femmes et 8 hommes, 9 malades avaient dépassé 50 ans.

M. Daniel a pris les mesures nécessaires pour éteindre l'épidémie. Les misérables habitations occupées par la population ont été évacuées, les murs ont été blanchis à la chaux. Les literies infectes, les fumiers, les immondices ont été enlevés, des secours ont été donnés aux malades. Ces sages mesures ont eu les meilleurs résultats.

Ce qui ressort, en résumé, des différents rapports qui ont décrit les diverses épidémies de fièvre typhoïde qui viennent d'être passées en revue, c'est que partout cette affection s'est montrée avec le caractère contagieux, c'est qu'elle a paru se développer sous l'influence des fatigues extrêmes, de la misère, de l'encombrement, des émanations putrides développées par des cimetières infects ou des voiries de vidanges ou d'immondices. Ces faits, bien connus déjà, reçoivent donc des observations recueillies en 1872 une nouvelle confirmation.

Dysenterie. — La commune d'Ébreuil, dans le département de l'Allier, compte 2,287 habitants. Elle est située sur les bords d'une rivière qui l'inonde quelquefois et limitée d'autre part par de hautes collines qui s'opposent au renouvellement de l'air. Elle est fréquemment atteinte par des épidémies dysentériques.

Au mois d'août 1872, un jeune homme arrivant de Paris et déjà malade de la dysenterie transmet cette maladie à plusieurs de ses parents. Telle fut l'origine d'une épidémie qui dura deux mois et qui frappa 150 individus dont 21 mortellement. Comme cela arrive toujours dans les épidémies, la gravité de la maladie fut très-variable. Si quelques cas furent légers, d'autres furent presque foudroyants. Tel fut celui d'une femme de 72 ans, assez bien constituée, et qui, après avoir soigné son fils, contracta à son tour la dysenterie. Elle présenta la forme hémorrhagique à un haut degré et mourut le troisième jour, épuisée, dit le docteur Mignot, par d'abondantes selles de sang presque pur.

M. le docteur Blanchard, de Maffliers, a décrit avec soin une épidémie dysentérique qui a régné dans les communes d'Attainville, de Baillet, de Dumont, de Maffliers, de Monsoult et dans quelques autres encore du canton d'Écouen (Seine-et-Oise) concurremment avec une épidémie de fièvre typhoïde.

Très-familiarisé avec la dysenterie par son séjour aux colonies comme médecin de la marine, le docteur Blanchard donne une bonne description des phénomènes morbides qu'il a observés. Ils furent parfois tellement intenses qu'ils purent être comparés aux cas les plus graves que l'on rencontre dans les contrées tropicales. Des hémorrhagies abondantes, l'expulsion de lambeaux de la muqueuse du gros intestin sous la forme de tubes de 8 à 9 centimètres, des symptômes généraux de la plus grande intensité témoignent de la gravité de l'épidémie.

Dans la commune d'Attainville, où le mal a sévi avec le plus de violence, M. Blanchard constate l'existence de plusieurs causes d'insalubrité. Le cimetière est près de l'église. Sa mauvaise situation et son insuffisance sont depuis longtemps reconnues comme constituant un danger pour la santé des habitants. Une seconde cause d'insalubrité consistait dans les émanations putrides provenant des betteraves de la récolte précédente amoncelées avant la guerre et qui n'avaient pu être utilisées. A ces deux conditions venaient se joindre l'insalubrité des logements, la misère, conséquence de l'occupation allemande, l'absence de tout soin d'hygiène publique et privée.

Toutes ces conditions mauvaises ont pu, on le comprend, exercer sur la gravité des accidents une influence puissante.

Dans le même département et dans l'arrondissement de Mantes, un assez grand nombre de cas de dysenterie, parfois suivis de mort, ont été notés par le docteur Bonneau. C'est à Houdan et à Dannemarie que cette affection a offert le plus de gravité. Dans la première commune, elle a atteint 39 personnes, 22 hommes, 10 femmes et 7 enfants. Deux hommes et un enfant ont succombé.

Elle fut importée à Dannemarie par un malade venant de Houdan et se concentra dans la ferme de Mons où elle frappa 6 personnes, 4 hommes et 2 enfants. 3 hommes succombèrent.

La dysenterie fut remplacée par la fièvre typhoïde qui fut, en général, peu grave.

La dysenterie paraît endémique dans le département du Morbihan. En 1862, 453 décès furent dus à cette seule cause. C'est, d'une façon à peu près absolue, dans les campagnes que se sont développés les cas suivis de mort. Ils sont rares dans les villes.

La commune de Guer (3,440 habitants) a compté 80 décès sur 250 invasions.

Dans le canton d'Allaire, deux communes ont eu 300 malades et 60 morts. C'est en été que la dysenterie a sévi de la manière la plus fâcheuse, et il est facile de comprendre l'influence exercée par la saison, si l'on tient compte de l'épouvantable malpropreté des pays qu'elle frappa le plus cruellement.

Dans la commune de Cresancey, arrondissement de Gray (Haute-Saône), M. le docteur Prieur, médecin des épidémies pour l'arrondissement, a observé une épidémie de dysenterie grave.

La population de cette commune était de 360 habitants, 195 hommes et 165 femmes, 23 hommes et 18 femmes furent atteints, 6 hommes et 6 femmes moururent.

L'auteur du rapport attribue l'origine de cette épidémie, dont les symptômes n'ont rien présenté de particulier, au dessèchement des vases et des détritus abandonnés par des inondations répétées sur les prairies de la vallée dans laquelle est bâti Cresancey.

Choléra, diarrhée cholériforme. — Pour terminer ce qui concerne les affections dont la localisation la plus prononcée se manifeste du côté des organes de la digestion, il faut signaler quatre cas de choléra sporadique observés par M. le docteur Blanchard dans le canton d'Ecouen pendant l'épidémie de dysenterie et de fièvre typhoïde dont il a été précédemment question, et une épidémie de diarrhée cholériforme siégeant dans beaucoup de communes du même département. Cette épidémie a produit de nombreux décès et principalement chez les enfants élevés au biberon.

Fièvre puerpérale. — Trois épidémies seulement de fièvre puerpérale ont été signalées à l'Académie. — La première a été observée à l'hôpital Saint-Sauveur de Lille par M. le docteur Pilat, médecin des épidémies du département du Nord, pendant les mois d'août, septembre, octobre, novembre, et décembre 1872, janvier, février 1873. Précédée par quelques accidents sans importance, elle prit tout à coup une gravité considérable. Sur 30 femmes qu'elle atteignit, 23 succombèrent. La détermination locale la plus prononcée se caractérisa par l'inflammation suppurative de l'utérus et de ses annexes et du péritoine. L'infection purulente et les abcès métastatiques ne furent constatés dans aucune des autopsies. Il est à remarquer que les enfants naissants étaient en même temps atteints d'ophthalmies purulentes et de muguet. Ces deux faits sont d'ailleurs très-ordinaires dans les épidémies de fièvre puerpérale. La prédisposition à l'ophthalmie résulte directement de la constitution médicale purulente à laquelle la contagion peut venir s'ajouter, et le muguet trouve un sol préparé à son développement chez des enfants faibles, mal nourris, le plus ordinairement atteints d'entérites graves et dont la bouche présente une grande acidité.

L'encombrement paraît avoir exercé la part principale dans le développement de l'épidémie. Il n'en est point cependant la cause nécessaire, car dans le même département, à Merville, c'est dans les habitations particulières que la fièvre puerpérale s'est montrée faisant 9 victimes sur 20 femmes atteintes. Toutefois on ne peut méconnaître l'influence de causalité que des conditions hygiéniques mauvaises ont pu exercer à l'hôpital Saint-Sauveur. La salle d'accouchement, qui est aussi la chambre de travail, contient 14 lits et un nombre égal de berceaux. Elle suffit au service des 350 femmes qui viennent y accoucher année commune. Les nouvelles accouchées bien portantes s'y trouvent placées au milieu des malades, car le service d'accouchement ne possède pas d'infirmerie spéciale. Une chambre de 4 lits est destinée aux femmes qui attendent le commencement du travail.

Ce sont là de regrettables conditions, et si l'on voit, en dépit des soins hygiéniques les plus attentifs, les maternités les mieux disposées pour éviter l'encombrement et l'infection être frappées de la manière la plus terrible par la fièvre puerpérale, on comprend facilement qu'elle doive se développer avec plus d'intensité là où les prescriptions les plus élémentaires de l'hygiène restent inobservées.

Une diminution dans le nombre des lits, l'ouverture d'une salle provisoire que l'on pouvait faire alterner avec l'ancienne, et qui permît d'évacuer celle-ci, parurent exercer une favorable influence sur l'épidémie qui disparut assez rapidement. Il est désirable qu'un aménagement nouveau du service permette dorénavant de recourir à cette mesure dès qu'il se produira dans la salle d'accouchement des accidents puerpéraux et que celle-ci soit d'ailleurs aménagée dans de meilleures conditions.

Au mémoire de M. le docteur Pilat sont jointes 27 fiches suivies la plupart d'une observation détaillée et qui témoignent de l'exacte sollicitude avec laquelle le service médical se fait à la maternité de Lille.

La seconde épidémie de fièvre puerpérale observée dans le département du Nord, est celle qui s'est montrée dans le canton de Merville. Il n'y a lieu de rien ajouter à la mention qui en a été faite plus haut, si ce n'est que, contrairement à une opinion assez généralement adoptée par les personnes étrangères à la médecine, les grandes villes ne sont pas seules vouées au développement de ces funestes épidémies et qu'elles peuvent s'abattre sur de petites localités dans lesquelles les femmes accouchées sont isolément soignées à leur domicile. D'ailleurs la saleté des habitations, le manque de soins et l'influence d'une humidité excessive, augmentée par des inondations étendues, parurent avoir agi pour favoriser le développement de l'épidémie de Merville.

La troisième épidémie de la même affection a été observée à Clermont-Ferrand et à Montferrand (Puy-de-Dôme), pendant les mois de février et mars 1872, par M. le docteur Nivet, médecin des épidémies. Il s'agit d'ailleurs d'un nombre de faits très-peu considérable, puisque sur 149 personnes accouchées à Clermont et à Montferrand 11 seulement ont succombé, 5 à domicile, 3 à l'hôtel-Dieu et 3 à l'école d'accouchement. D'intéressantes observations complètent le mémoire de M. Nivet pour qui d'ailleurs il a été impossible de remonter à une origine étiologique, car des chaleurs anormales succédant à des froids intenses ne constituent pas une explication suffisante.

ERYSIPÈLE. — Le docteur Lacourtiade, médecin des épidémies de l'arrondissement de Blaye (Gironde), a observé une épidémie d'érysipèle, fait rare dans les campagnes où l'on n'en a signalé qu'un petit nombre d'exemples. C'était presque toujours à la suite d'une légère blessure, d'une écorchure sans importance, mais principalement après l'application d'un vésicatoire que la maladie se développait. Dans un petit nombre de cas la mort en fut la conséquence. Chez un certain nombre de malades des phlegmons plus ou moins nombreux se développèrent et amenèrent d'assez graves accidents. On ne pouvait appliquer un vésicatoire sans qu'il devînt l'origine d'un érysipèle. D'ailleurs aucune statistique exacte ne donne le tableau de l'épidémie.

ERYSIPÈLE CONTAGIEUX. — La contagion de l'érysipèle dans certaines circonstances est mise hors de doute par un assez grand nombre d'observations. Il est toutefois intéressant de recueillir les faits qui en donnent de nouveaux exemples. C'est ce que M. le docteur Mignot a fait pour une série de cas qu'il a observés dans l'arrondissement de Gannat. Une jeune fille de seize ans, domestique, atteinte d'érysipèle de la face, vint se réfugier chez sa mère, à Chantelle; sa jeune sœur, âgée de 14 ans, en fut bientôt atteinte à son tour; la maladie se transmit à une voisine âgée de 56 ans qui les avait soignées toutes deux dans la seule chambre qui fût à leur disposition, puis bientôt à une fille de 68 ans, domestique, qui comme elle avait visité et soigné les malades.

Chez l'une des femmes qui l'avaient gardée elle-même, et qui était âgée de 40 ans, tous les phénomènes du début apparurent, puis une légère rougeur se montra à la face, mais elle avorta sans aller plus loin.

D'ailleurs tous ces accidents se terminèrent par la guérison.

Conjonctivite purulente. — Notons pour mémoire une épidémie de conjonctivites purulentes sans gravité sérieuse, et qui a régné pendant 8 mois sur plusieurs communes du département des Côtes-du-Nord (Dr Benoist, de Guingamp.)

Fièvre intermittente. — Le petit nombre de documents envoyés sur la fièvre intermittente accuse formellement l'indifférence d'un grand nombre de correspondants officiels de l'Académie. Cette indifférence est regrettable pour les raisons déjà indiquées, et qui seront développées plus loin à l'occasion d'une étude statistique sur la Corse de M. le docteur Costa. Cinq départements seulement ont transmis sur ce point de sérieux renseignements encore incomplets, et le département de la Corse lui-même, si éprouvé par les fièvres palustres, s'est contenté de nous adresser une simple feuille sur laquelle les 5 arrondissements figurent comme ayant été absolument indemnes de tout fait épidémique. Espérons qu'à l'avenir l'Académie sera mieux informée, et qu'elle pourra signaler les réformes au moyen desquelles il serait possible de préserver les populations de la funeste intoxication qu'elles subissent.

Dans le département des Côtes-du-Nord, arrondissement de Guingamp, M. le docteur Benoist, médecin des épidémies, a signalé un développement tout à fait exceptionnel et comme épidémique de la fièvre intermittente endémique dans cette contrée.

La fièvre a affecté, outre sa généralisation inaccoutumée, des caractères spéciaux, et d'abord une ténacité toute particulière. Il a fallu employer, pour la combattre, des doses de sulfate de quinine beaucoup plus considérables que celles qui suffisent en général.

Le type tierce est celui qui s'est montré le plus fréquemment. Les types quotidien et surtout quarte ont été beaucoup plus rares ; celui-ci cependant s'est montré plus commun à partir du mois de septembre.

Quelques fièvres pernicieuses toutes de forme algide ont donné à l'épidémie un caractère redoutable. La plupart ont été heureusement combattues par des médecins toujours sur leurs gardes dans un pays où elles ne sont pas rares. Deux vieillards de la campagne qui n'avaient pas réclamé les secours de la médecine ont succombé.

Le docteur Benoist attribue cette recrudescence à l'humidité excessive de l'année. Celle-ci a entraîné le débordement plus considérable que de coutume des ruisseaux qui coulent dans les vallées bretonnes. Le sol des prairies s'est peu à peu séché après avoir été couvert d'eau, et les effluves maremmatiques se sont développés avec intensité. Le drainage de ces prairies, qui activerait leur desséchement, semble à juste titre à M. Benoist le remède le plus favorable à cette fâcheuse situation.

C'est la même cause qui a déterminé l'apparition épidémique de la fièvre intermittente dans l'arrondissement d'Avranches et surtout vers la côte sud-ouest de la baie du mont St-Michel dans les cantons de Pontorson et de Ducey. M. le docteur Perrotte a fait un intéressant travail sur les caractères qu'elle a présentés.

Des localités salubres, indemnes de toute fièvre palustre dans les conditions ordinaires, en ont été atteintes, mais en général plus légèrement que celles dans lesquelles cette pyrexie est endémique.

Elle a commencé vers la fin de l'année 1871, et elle s'est prolongée pendant toute l'année 1872. Les pluies torrentielles des derniers mois de 1871, l'impossibilité qui en est résultée de curer les douves et fossés et d'élaguer les bords des ruisseaux et rivières, en ont été l'origine.

Elle s'est présentée partout avec un caractère absolu de bénignité, du moins quant à la perniciosité et à la terminaison funeste. Toutefois elle a pu déterminer à un degré profond la cachexie spéciale.

Le département du Morbihan a été moins favorisé. Dans le rapport si souvent cité, nous voyons que 175 décès relevés dans 98 communes attestent encore toute la violence d'une affection qui, à l'exception des accidents pernicieux, assez rares encore, qu'elle fait naître, n'amène en général la mort qu'après une longue succession de retours fébriles.

Dans le département de Seine-et-Oise, des chaleurs intenses, en déterminant une abondante évaporation des eaux, et, par suite, le desséchement imparfait des surfaces marécageuses, ont déterminé l'apparition de la fièvre intermittente dans quelques parties de la vallée de Montmorency. Les environs d'Enghien et de Deuil, dont la configuration géologique explique suffisamment un semblable résultat, en ont été plus particulièrement atteints.

A Sarcelles, M. le docteur Bazin, qui a fréquemment observé la fièvre d'accès dans cette localité, l'attribue justement à la stagnation et au mauvais écoulement des eaux déterminées par la configuration du sol.

Dans l'arrondissement de Châlon (Saône-et-Loire), 6 communes ont, dans des proportions diverses, été atteintes de la fièvre intermittente. Dans celle de Saint-Germain des Bois le desséchement d'un étang et des fossés entourant le château, peut-être aussi des fouilles pratiquées dans le cimetière pour la construction d'une nouvelle église paraissent avoir déterminé le développement d'une épidémie compliquée d'accidents adynamiques qui a frappé 50 personnes et déterminé 7 décès.

Stomatite ulcéreuse. — M. le docteur Feuvrier, médecin aide-major de 1re classe au 4e régiment de cuirassiers, a décrit une épidémie de stomatite ulcéreuse observée au dépôt du 69e de ligne à Auxerre. Quelques cas isolés de cette affection s'étaient produits en mars, en mai, en juin et au commencement de juillet 1871. Mais c'est dans les dix derniers jours de ce mois que l'épidémie s'est franchement accusée. Dans cet intervalle, 12 soldats devinrent malades. Il y en eut 34 en août sur un effectif moyen de 1,369 hommes, 32 en septembre sur un effectif de 1,320. Il se trouva réduit en octobre à 789 et cependant 36 cas se développèrent encore. Ce chiffre d'invasions tombe à 17 en novembre et à 15 en décembre. Quelques cas isolés se montrent en janvier et en février 1872 ; mais dès le 21 décembre l'épidémie principale pouvait être considérée comme terminée après avoir donné, dans sa période la plus prononcée du 21 juillet au 31 décembre 1871, 145 invasions.

Les causes sous l'influence desquelles elle s'est développée sont évidentes. C'est en première ligne l'encombrement portant, il est vrai, sur des soldats fatigués par une rude campagne d'hiver ou revenant de captivité. Cette étiologie devient plus manifeste lorsque l'on considère les différences profondes qui se sont produites, entre les diverses compagnies placées dans des conditions très-variées au point de vue du nombre des hommes rassemblés dans des locaux différents et du cubage tout à fait dissemblable de l'air attribué à chaque homme dans ces divers lieux. Deux compagnies logées en ville chez l'habitant ont été relativement presque préservées.

Il a été fort remarquable que les jours de pluie succédant à de vives chaleurs étaient marqués par des recrudescences très-prononcées de l'épidémie.

Bien que la transmission directe d'homme à homme ait dû puissamment agir dans le fait de la diffusion de l'épidémie, il a été impossible de constater une contagion formelle. D'ailleurs, les hommes avaient dès l'origine reçu la recommandation pressante de ne point se servir des cuillers, fourchettes, gamelles, bidons appartenant aux malades. Les quelques soldats atteints dans la ville n'ont rien communiqué aux personnes chez lesquelles ils habitaient.

Le tempérament lymphatique a paru constituer une prédisposition marquée.

L'âge était à peu près le même pour tous les malades, la nourriture et l'eau étaient excellentes.

Si l'usage du tabac à fumer et surtout à chiquer n'a pas nettement agi pour produire la stomatite, il a eu sur sa durée une puissante action. Ceux qui l'ont abandonné ont guéri avec une bien plus grande rapidité, ceux qui l'ont repris ont eu des rechutes prononcées. Les soldats qui n'avaient jamais fumé, au nombre de 12, ont guéri dans un temps très-court.

Malgré l'opinion assez généralement admise, on n'a pas remarqué que les militaires nouvellement incorporés aient été plus particulièrement atteints que les anciens soldats.

Les malades étaient tous, à l'exception de cinq caporaux, des soldats de 1re ou de 2e classe. Les sous-officiers, qui n'habitaient pas les mêmes chambres et qui se trouvaient dans de meilleures conditions d'hygiène, ont été absolument épargnés.

Une bonne étude des symptômes, un contrôle sagace et attentif des opinions exprimées par les auteurs les plus compétents, d'excellents tableaux où tous les faits sont analysés avec soin complètent le travail de M. le docteur Feuvrier et en font une œuvre d'un très-grand intérêt.

Il serait à désirer que tous les médecins militaires présentassent sur les faits qui s'offrent à leur observation des études aussi consciencieuses. Elles auraient certainement sur la connaissance des maladies du soldat et par suite sur son hygiène la plus utile influence.

STOMATITE APHTHEUSE. — Dans le cours des mois de septembre et d'octobre, M. le docteur Benoist, de Guingamp, a observé un grand nombre de stomatites aphtheuses. Elles affectaient principalement les jeunes enfants jusqu'à l'âge de 9 à 10 ans. Quelques adultes, presque tous du sexe féminin, ont été aussi atteints de cette affection incommode, douleureuse, souvent opiniâtre, mais toujours suivie de guérison.

M. Benoist est porté à lui attribuer un caractère contagieux. Dans les familles où elle pénétrait, elle se propageait successivement à tous les enfants, et les femmes qui en furent atteintes nourrissaient presque toutes des enfants qui en étaient déjà infectés avant elles. Quelques-unes même vinrent la contracter dans des maisons où elle régnait et dans lesquelles elles entraient comme nourrices.

Les ulcérations étaient précédées d'une vive rougeur sur laquelle se développaient des vésicules bientôt ulcérées.

Le chlorate de potasse, les cautérisations avec le nitrate d'argent; chez quelques enfants faibles le quinquina, le sirop antiscorbutique furent les moyens employés, et malgré l'usage desquels la guérison se fit souvent attendre plusieurs semaines.

EPIZOOTIES. — Le département des Ardennes, qui a eu l'avantage de n'être éprouvé par aucune affection épidémique ou contagieuse chez l'homme, a envoyé un tableau fait avec soin des épizooties qui se sont manifestées sur son sol : le typhus contagieux et la fièvre aphtheuse. Ce tableau, qui passe en revue, à un point de vue général, les symptômes de ces deux maladies, leur durée, leur caractère contagieux, leur mode de terminaison, le chiffre moyen des pertes ordinairement éprouvées, les lésions anatomiques, l'indication des lois et règlements sur la matière, ne donne aucun détail qui permette de se rendre compte de l'importance des épidémies spéciales développées dans le département des Ardennes.

Après ce compte rendu des rapports qui traitent des affections épidémiques développées sur le territoire de la France en 1872, il est intéressant de faire connaître quelques travaux écrits à un point de vue général et rentrant toutefois d'une manière directe dans l'étude de l'épidémiologie.

De ce nombre est un mémoire de M. le docteur François Balley, médecin-major des hôpitaux de la division de Constantine, intitulé : Étude étiologique sur l'épidémie de fièvre typhoïde qui a régné à Châteaudun en 1866.

Bien qu'il étudie des faits qui se sont produits à une époque ancienne, le mémoire de M. Balley n'en a pas moins un intérêt très-réel au point de vue de la recherche des causes qui président au développement des maladies épidémiques.

L'auteur commence par établir que Châteaudun, placé dans les conditions les plus salubres, a échappé au choléra qui décimait les localités voisines, que cependant la fièvre typhoïde s'y manifeste fréquemment à l'état épidémique et que l'on y rencontre souvent les maladies charbonneuses à l'état d'endémo-épidémie, la dysenterie et la fièvre intermittente, ces deux dernières affections avec des formes graves.

M. le docteur Balley, qui a observé l'épidémie de 1866, décrite d'ailleurs par le docteur Raimbert en 1869, veut dans son mémoire en rechercher l'origine et les causes.

Il constate d'abord que, par exception aux observations faites dans la fièvre typhoïde sporadique, les enfants au-dessous de 12 à 15 ans et les personnes arrivées au delà de la cinquantaine fournirent le plus de victimes à l'épidémie.

Le sexe n'a exercé aucune influence appréciable.

La contagion et l'infection ont paru au contraire être des causes puissantes de sa propagation.

L'abondance de l'ozone dans l'air a paru coïncider avec les jours les plus riches en invasions.

La chaleur de l'air, l'humidité et la pluie ont semblé exercer une action prononcée pour le développement des cas de fièvre typhoïde.

Les émanations provenant des détritus végétaux et animaux des fumiers sont extrêmement abondantes à Châteaudun et ont dû agir pour la produire.

L'altitude semble avoir été pour la ville haute une cause relative de préservation.

Au point de vue des professions, on a remarqué que les agriculteurs et les militaires avaient été plus particulièrement atteints.

M. le docteur Balley a joint à son étude d'intéressants tableaux représentant par rues et par maisons le développement et la marche progressive de l'épidémie typhoïde. Un excellent plan sur lequel on peut suivre sa diffusion à partir des points primitivement infectés et une planche sur laquelle sont mises en présence toutes les courbes graphiques représentant les oscillations de la puissance épidémique, les modifications barométriques, thermométriques et ozonométriques et toutes les conditions de direction des vents, d'humidité, de pluie et d'état du ciel qu'il peut être utile de connaître.

En définitive, l'Académie doit des éloges à M. le docteur Balley, s'il n'a pas pu arriver à des conclusions aussi absolues qu'on pourrait le désirer, cela tient à la nature même des choses, à la difficulté que l'on éprouve toujours à remonter à l'étiologie des maladies épidémiques. Mais, par des observations bien faites, rigoureusement recueillies, il a apporté un élément de plus à cette recherche. C'est par de semblables travaux que l'on arrivera peu à peu à élucider ces points difficiles.

M. le docteur Scelles, de Montdésert, a envoyé à l'Académie un travail intitulé : De l'hygiène de la ville de Carentan (Manche) et des causes de son insalubrité. Suivant ce médecin, l'insalubrité de la ville de Carentan serait notoire, et cette insalubrité aurait pour résultat une décroissance notable de la population. La mortalité s'élèverait à un vingt-cinquième des habitants chaque année. Sur une population de 2,835 individus, les naissances n'atteindraient plus que le chiffre de 75, tandis que les décès monteraient à 110.

D'après l'auteur du travail, cette situation déplorable serait due au non-écoulement des eaux ménagères en raison du peu de pente des caniveaux et de la fermeture d'un égout qui les entraînait autrefois hors de la ville. Elles stagnent aujourd'hui dans un canal de 400 mètres de longueur, passant sous l'hôpital, et qui répand pendant l'été des odeurs infectes.

A en croire M. Scelles de Montdésert, ce ne serait pas la première fois que ces faits regrettables seraient signalés aux autorités, mais les résolutions prises n'ont jamais été exécutées. Il y a, si les assertions de notre correspondant sont bien justifiées, des modifications indispensables à apporter dans l'aménagement des eaux d'égout de la ville de Carentan et on ne peut que le louer d'avoir fait connaître une situation aussi fâcheuse.

Il est à regretter toutefois qu'il n'ait pas jugé à propos d'appuyer par des tableaux statistiques et par des plans les opinions qu'il a émises.

L'Académie exprimera le même regret à l'occasion d'un travail de M. le docteur Robert, médecin en chef de l'hôpital de Châteauroux, sur a topographie médicale du faubourg Saint-Cristophe, tout en lui accordant les éloges qu'il mérite.

La situation et la disposition du faubourg Saint-Cristophe laissent beaucoup à désirer. Un sol d'alluvion toujours humide et souvent recouvert par les inondations, les maisons enfouies au-dessous du sol, des rues d'une malpropreté dégoûtante, d'anciennes conduites d'eau oblitérées par la construction de routes nouvelles, ou par l'empiétement des riverains, et laissant stagner les eaux ménagères fétides et les eaux pluviales qu'elles écoulaient autrefois; des prairies restant par suite inondées et répandant avec les effluves palustres, les fièvres d'accès ; un abattoir mal tenu, placé au milieu des habitations, des tripiers, des échaudeurs, des tanneurs, des équarrisseurs, laissant déposer et se putréfier dans les rues leurs eaux de lavage, le sang, les détritus organiques, tous ces faits constituent un état de choses des plus fâcheux sur lequel le docteur Robert appelle à juste titre l'attention. Son travail est bien présenté, fait avec un désir du bien qu'il serait désirable de voir se généraliser dans l'intérêt des localités insalubres. Mais l'Académie voudrait voir ces études ne pas rester restreintes à des faits généraux. Elle voudrait y trouver une pénétration plus intime dans les entrailles même des questions, quelques chiffres faisant toucher du doigt l'influence néfaste des causes d'insalubrité. Ainsi, l'étude du chiffre des décès et des maladies qui les ont occasionnés, l'étude comparée des naissances, le défaut d'accroissement régulier, ou la diminution de la population, le tableau des conseils de révision et des maladies ou infirmités qui ont nécessité les réformes et de l'aptitude militaire pendant une série d'années permettraient d'affirmer quelles actions favorables ou défavorables s'exercent sur les localités à l'occasion desquelles un semblable travail a été fait. C'est avec des recherches ainsi dirigées que l'on arrive à rendre saisissante l'urgence de certaines transformations des villes. C'est sur elles que les hygiénistes peuvent s'appuyer pour les réclamer avec autorité.

Le faubourg Saint-Cristophe renferme environ 3,000 habitants, un grave intérêt s'attache donc à ce qu'il soit ramené à une situation plus régulière au point de vue de la salubrité. Déjà chassées par l'état actuel, beaucoup de familles l'ont abandonné pour aller s'installer à l'entrée et sur les deux côtés des routes de Tours et de Blois, sur un sol calcaire et dans une situation bien aérée. Une amélioration considérable a résulté pour elles de ce déplacement. Mais on ne peut laisser les habitants, qui n'ont point quitté le faubourg, soumis aux influences pernicieuses qu'ils y subissent. M. le docteur Robert résume ainsi les améliorations les plus nécessaires à effectuer.

1° Régulariser l'écoulement des eaux, en éviter la stagnation dans les rues et dans les prairies voisines du faubourg.

2° Mettre en pratique les règlements d'hygiène publique et de salubrité en empêchant l'accumulation dans les maisons ou sur la voie publique des eaux de lavages chargées de produits organiques et des détritus de toute espèce.

3° Surveiller les établissements classés et faire exécuter avec réserve et prudence la loi sur les habitations insalubres.

L'Académie ne peut que s'associer aux conclusions de son correspondant.

A côté de ces mémoires sur la topographie médicale de certaines localités viennent se placer quelques rapports sur les constitutions médicales ou la statistique de différents lieux.

M. le docteur Lecadre, du Havre, correspondant de l'Académie, qui a pu si souvent apprécier son zèle et l'excellente direction de ses recherches, a envoyé un travail intitulé : « L'année 1872, considérée au Havre sous le rapport statistique et médical. »

Il y établit que le Havre, dont les habitants s'élèvent au chiffre de 86,825, en a gagné 11,925 en six ans. Placé en dix-huitième ligne par le premier de ces chiffres sur le tableau des plus grandes villes de France, il se classe en quatrième ligne par le chiffre de l'accroissement de sa population. L'excédant habituel des décès sur les naissances que l'on constate au Havre et à l'occasion duquel les années 1867 et 1872, font seules exception ne permet pas d'attribuer cette augmentation à une cause autre que celle des immigrations.

D'autre part, l'abandon des campagnes fait qu'en fin de compte le département de la Seine-Inférieure perd 2,746 habitants, au recensement de 1872.

Les grandes villes seules voient donc s'augmenter leur population sous l'influence du développement de l'industrie et des moyens plus faciles de travail que les ouvriers viennent y chercher.

Il est impossible, dans ce rapport, de suivre les intéressants détails statistiques que donne M. Lecadre, sur les différents points qui touchent au mouvement de la population, sur la proportion des naissances légitimes et illégitimes, sur la prédominance du sexe féminin dans ces dernières, sur les mariages, sur l'âge des personnes décédées, sur les causes des décès et sur leur répartition, suivant les mois de l'année.

Toutefois il est important de noter que la mortalité la plus grande s'exerça sur les enfants du premier âge dont 454, sauf erreur, succombèrent à la diarrhée cholériforme seule. Comme cette affection les frappe en général, pendant la première année de la vie, il en résulterait qu'elle enleva plus des deux tiers des enfants de cet âge. La phthisie pulmonaire n'arrive qu'au second rang de la mortalité et avec un très-grand écart.

Les chiffres qui intéressent plus particulièrement le présent rapport sont, en outre, les suivants :

Croup	52 décès.
Angine couenneuse	42
Variole	31
Rougeole et scarlatine	27
Fièvre puerpérale	21

M. Lecadre termine son travail par une étude de la constitution médicale de l'année 1872, étude très-bien faite, mais dont les résultats ne constituent point des particularités d'une importance assez spéciale pour qu'il soit utile de les reproduire.

Le rapport de M. le docteur Loysel, médecin des épidémies, sur la situation sanitaire de l'arrondissement de Cherbourg en 1871, constate d'abord l'état très-satisfaisant de la santé publique, pendant cette période de temps. Les affections épidémiques ont fait défaut. Les maladies saisonnières ont suivi leur cours régulier sans intensité exceptionnelle.

A partir du mois d'août cependant, des flux cholériformes assez intenses frappèrent un assez grand nombre de personnes et surtout les enfants privés du sein, observation déjà faite au Havre, par M. le docteur Lecadre.

Le nombre des décès, à Cherbourg, a été très-faible, en 1872. Il s'arrête au chiffre de 885 seulement, après avoir été de 2,529, en 1871, et de 1,321, en 1870.

On trouve dans le rapport sur la constitution médicale de l'arrondissement de Montauban, en 1872, par M. le docteur J. Lacaze, médecin des épidémies et secrétaire du conseil d'hygiène, des renseignements qui portent sur les trois dernières années, mais spécialement sur l'année 1872.

Aucune maladie épidémique n'a été signalée dans la circonscription de M. Lacaze, mais cet observateur, comme il le fait depuis 12 ans, étudie avec soin la météorologie, la constitution médicale et le mouvement de la population. Il résulte des tableaux qui forment la partie la plus importante de son travail que l'année 1872 a été une année régulière, sans faits excessifs au point de vue des influences saisonnières et des maladies qu'elles développent.

Sans vouloir reproduire les chiffres statistiques exposés par M. le docteur Lacaze, il n'est pas sans intérêt de signaler quelques-unes des conséquences qu'il en déduit.

Le mouvement de la natalité est assez satisfaisant dans l'arrondissement de Montauban. Il représente dans les communes urbaines 2,12 p. 100, dans les communes rurales 2,33 p. 100 de la population. L'excédant sur l'année précédente est de 201.

Les décès sont dans la proportion inverse 2,20 p. 100 dans les villes, 2 p. 100 dans les campagnes.

Comparés à ceux de 1871, tous ces chiffres constituent une amélioration notable.

Parmi les causes de décès, l'entérite tient la première place, puis viennent l'apoplexie cérébrale et la pneumonie. La phthisie pulmonaire ne vient qu'au quatrième rang et la fièvre typhoïde au huitième.

Le travail de M. Lacaze, joint à tous ceux qu'il a précédemment envoyés à l'Académie, témoigne de son zèle et de la bonne direction de ses recherches dans lesquelles on ne peut que l'encourager à persévérer.

C'est parmi ces travaux consacrés à des questions plus générales que l'étude de telle ou telle épidémie isolée, que rentre une lettre imprimée des autorités municipales de Poitiers, réclamant dans l'intérêt de cette ville contre la réputation d'insalubrité dont elle serait injustement qualifiée.

Cette réclamation faite en vue d'obtenir l'établissement de deux régiments et d'une école d'artillerie, est appuyée sur une délibération du conseil d'hygiène, qui est composé des hommes les plus compétents pour éclairer une semblable question.

Il n'y a lieu de relater ici que les faits qui concernent la salubrité de la ville de Poitiers.

Il en résulte que cette ville n'est sujette à aucune affection endémique et que la fièvre intermittente y est presque inconnue.

Que la fièvre typhoïde n'y a régné que d'une manière passagère et accidentelle comme dans tant d'autres localités et que, au point de vue des décès dus à cette affection, Poitiers se trouve placé sur un rang très-éloigné dans la statistique médicale de l'armée pour la période décennale.

Il nous reste à vous signaler les travaux de deux médecins, sur lesquels Monsieur le Ministre, l'Académie appelle plus particulièrement votre attention, MM. les docteurs Bérenger-Féraud et Costa.

Le premier a adressé à l'Académie deux mémoires, l'un sur la fièvre mélanurique, l'autre sur quelques cas de fièvre jaune observés à Gorée. Le premier de ces mémoires n'est pas destiné par son auteur à concourir pour les récompenses que nous vous proposons de décerner à ceux de nos correspondants, qui nous ont envoyé les meilleurs travaux sur les épidémies. Il le réserve à un autre concours. Toutefois, comme il présente un très-grand intérêt et qu'il rentre absolument dans les conditions de notre rapport annuel, il serait regrettable qu'il n'y fût pas analysé; c'est au second travail de M. Bérenger-Féraud que l'Académie a l'honneur de vous proposer d'accorder une récompense exceptionnelle.

M. le docteur Bérenger-Féraud est médecin en chef de la marine au

Sénégal, et c'est dans cette colonie qu'il a trouvé les matériaux de son important mémoire sur la fièvre bilieuse mélanurique.

Cette affection à laquelle des observateurs différents ont attribué des dénominations diverses, telles que fièvre bilieuse grave, fièvre ictéro-hémorrhagique, fièvre pernicieuse ictérique, accès jaune, fièvre rémittente bilieuse, fièvre jaune des créoles et des acclimatés, fièvre bilieuse néphrorrhagique, est plus habituellement décrite sous le nom de fièvre bilieuse hématurique des pays chauds.

Se basant sur des analyses fort bien faites des urines, résumées dans une excellente note jointe à son travail, et qui résulte de sa collaboration avec M. Trouette, pharmacien de première classe de la marine, M. Bérenger-Féraud établit que, dans un grand nombre de cas, la couleur rouge ou noirâtre des urines est due à la présence des matières colorantes de la bile et en particulier de la bilirubine et de la bilifuscine. Si, au début des accidents, le sang s'y rencontre souvent dans des proportions variables, il disparaît dans beaucoup de cas avec rapidité, et sa présence ne constitue pas le caractère fondamental de l'excrétion urinaire dans la fièvre bilieuse mélanurique. Si le nom de fièvre bilieuse hématurique ou néphrorrhagique a été fréquemment attribué à cette maladie, elle le doit donc à une fausse apparence. Disons, avant d'aller plus loin, que MM. Hugoulin et Borie, de Bourbon, que M. Pellarin, dont vous avez apprécié les travaux, ont affirmé avoir constaté la présence de globules sanguins plus ou moins altérés dans les urines des malades qui en étaient atteints, mais leurs recherches mêmes, dit M. Bérenger-Féraud, démontrent qu'ils ont eu quelque peine à les découvrir et, bien évidemment, ils ne s'y trouvaient pas en quantité suffisante pour caractériser une véritable hémorrhagie. L'étude de M. Bérenger-Féraud présente donc à ce point de vue un véritable intérêt. De nouvelles observations sont toutefois nécessaires pour établir définitivement le point scientifique qu'il a voulu élucider.

Il n'y a pas lieu de développer ici la description des formes légère, moyenne, grave et sidérante, que l'auteur admet dans la fièvre bilieuse mélanurique, mais il n'est pas sans intérêt de formuler deux de ses conclusions. La première est celle dans laquelle il affirme que les résultats thérapeutiques de beaucoup les plus favorables ont été obtenus par l'emploi du sulfate de quinine à doses *massives*, de 2gr,50 à 3gr,50 par vingt-quatre heures.

Une autre conclusion fort intéressante encore parce qu'elle a, au point de vue de mesures sanitaires prophylactiques, une extrême importance, est celle par laquelle M. Bérenger-Féraud affirme, après la plupart des observateurs, l'origine palustre et endémique de la fièvre bilieuse mélanurique et sa non-transmissibilité. Il insiste, de plus, sur les caractères qui la différencient d'une manière absolue de la fièvre jaune, dont l'origine palustre a été admise par des hygiénistes de premier ordre.

L'apparition récente de cette dernière affection en Sénégambie avait porté quelques médecins à se demander si elle n'était pas endémique dans l'Afrique tropicale, comme dans les régions correspondantes du nouveau monde, et si la fièvre bilieuse mélanurique ne pouvait pas être considérée dans une certaine mesure, comme une manifestation incomplète de cette terrible pyrexie.

On comprend la gravité d'une semblable assimilation, si l'on considère la puissance d'expansion et de transmissibilité de la fièvre jaune. Le Sénégal est aujourd'hui à une semaine de l'Europe et les steamers transatlantiques à grande vitesse rendent les communications constantes et rapides. Doit-on prendre des précautions quarantenaires lorsque la fièvre bilieuse mélanurique se manifeste avec plus d'intensité sur un point donné pour empêcher son exportation? Peut-on, au contraire, regarder ce danger comme chimérique et repousser toute connexité entre les deux affections?

On conclura dans ce dernier sens, comme M. Bérenger-Féraud, si l'on réfléchit que, en dehors même des caractères séméiologiques très-distincts qui les séparent, elles se développent dans des conditions très-différentes. La fièvre jaune frappe surtout ceux qui sont récemment arrivés dans les lieux où elle règne et qui n'y sont pas encore acclimatés, la fièvre bilieuse au contraire ne se manifeste que chez les individus qui sont depuis longtemps, plus d'une année en général, soumis à l'influence palustre et qui ont souffert de nombreux accès de fièvre intermittente. Elle présente dans sa marche de véritables accès intermittents ou rémittents, qui peuvent persister après elle, qui ne laissent aucun doute sur sa véritable nature et qui la distinguent absolument du typhus amaril.

Les vomissements de la fièvre mélanurique ne varient pas de nature, ils sont constamment verts, teignent les linges en cette couleur et contiennent de la biliverdine.

Les vomissements de la fièvre jaune, au contraire, varient de nature, suivant la période de la maladie. Ceux de la période avancée sont noirs et teignent les linges en bistre ou en marron.

Enfin la fièvre mélanurique reparaît avec une facilité de plus en plus grande. La récidive de la fièvre jaune est si rare au contraire qu'on l'a niée quelquefois.

Dans la première de ces deux affections, on ne rencontre pas de lésions pathognomoniques de l'estomac, le foie est volumineux, hypérémié, c'est le contraire dans la fièvre jaune.

Outre son intérêt médical, la monographie de M. Bérenger-Féraud a donc une importance considérable au point de vue des mesures sanitaires préservatrices indispensables dans la fièvre jaune, inutiles dans la fièvre bilieuse.

Avant ce premier travail sur la fièvre bilieuse, M. Bérenger-Féraud avait adressé à l'Académie un mémoire sur les cas de fièvre jaune observés au lazaret du cap Manuel, près Gorée (Sénégal), en octobre 1872.

C'est une croyance au Sénégal que tous les sept ans il doit s'y développer une épidémie de fièvre jaune qui a sévi un an auparavant dans les possessions anglaises de Sierra Leone et de Gambie. Cette croyance, il faut le dire, est assez nettement appuyée par les faits, quoique la régularité des retours épidémiques ne soit pas tout à fait aussi absolue que l'affirme l'opinion publique.

Ainsi en 1843, en 1851 et en 1852, la fièvre jaune régna à Sierra Leone sans que Gorée fût atteint; mais en 1858 et en 1865 elle se manifesta de nouveau dans les colonies anglaises et les années 1859 et 1866 furent marquées à Gorée par des épidémies dont la première surtout fut très-redoutable.

C'est donc l'année 1873 qui se présente avec cette menace périodique et terrible et quelques faits semblent indiquer, malgré des dénégations intéressées, que la fièvre jaune a frappé à Ste-Marie de Bathurst et peut-être à Sierra Leone un certain nombre d'Européens pendant l'année 1872.

Vers la fin de septembre, la supérieure des Sœurs de charité françaises de Sierra Leone apprenait à M. Bérenger-Féraud qu'elle avait perdu une de ses religieuses d'une affection caractérisée par des vomissements abondants et une teinte jaunâtre de la peau; plusieurs autres avaient été malades et avaient eu une convalescence pénible.

Peu de jours après, on apprenait qu'un employé de la maison Maurel et Prom, M. Hirth, était mort d'une manière rapide et extraordinaire à Ste-Marie de Bathurst.

Le 5 octobre au matin, un caboteur, le *Baol* amenait à Gorée cinq passagers dont 3 Européens et 2 mulâtres. Deux de ces trois Européens étaient des employés de la maison Maurel et Prom et l'un d'eux était assez gravement malade. Le navire fut maintenu en observation.

Le 7 octobre au soir, on réclama pour l'employé malade, M. Gardès, des soins médicaux et M. le docteur Kermorvant, médecin de 2e classe, fut transporté à bord, le 8 au matin. Il trouva M. Gardès atteint de délire et sa peau présentait une coloration jaune très-nette. Les passagers furent aussitôt transférés au Lazaret du cap Manuel, mais bientôt le malade était atteint de vomissements noirâtres, sanguinolents et succombait. L'autopsie révéla la présence de la matière noire caractéristique dans l'estomac et l'intestin, des noyaux hémorrhagiques dans les poumons, des ecchymoses et des collections sanguines sous-cutanées et intermusculaires ; enfin des caractères suffisants pour qu'il fût permis d'affirmer que M. Gardès avait succombé à la fièvre jaune.

Le 10 octobre, un autre passager du *Baol*, M. Rouzeau, également de la maison Maurel et Prom, était atteint et il succombait le 11 au milieu de symptômes semblables à ceux que Gardès avait présentés. L'autopsie révélait les mêmes lésions.

Le troisième passager européen du *Baol* ne fut pas un instant malade, mais il avait été atteint de la fièvre jaune à Buénos-Ayres en 1871 et il s'était exposé depuis plusieurs fois à la contagion sans accident, manifestant ainsi l'immunité que l'on observe habituellement en pareil cas.

Tout indique que MM. Hirth, Gardès et Rouzeau ont succombé à la fièvre jaune, et, malgré les dénégations officielles, il est évident qu'ils l'avaient contractée à Ste-Marie de Bathurst, où M. Hirth avait succombé le premier dans la même maison.

On apprenait d'ailleurs le 16 octobre par la goëlette américaine le *Charles Russel*, arrivant de Gambie, que le gouverneur de cette colonie avait succombé en quelques jours ainsi qu'une femme européenne partie de Gorée trois semaines auparavant.

Le juge de Ste-Marie et une Sœur de charité étaient morts en Gambie de la même maladie que les employés de la maison Prom.

Quoique porteur d'une patente nette, le *Charles Russel* avait à bord un commis de la maison Maurel et Prom, M. Destojat, parti de Gorée le 2 octobre pour combler les vides faits par la mort dans le comptoir de Ste-Marie et revenant mourant. Il succomba dans la journée.

Les renseignements pris plus tard sur l'état sanitaire de Gambie apprirent qu'à la fin de septembre la population européenne de Ste-Marie était de 31 personnes dont 13 moururent. Une autre fut très-malade et guérit. Tous les autres blancs avaient émigré et le foyer épidémique s'était éteint faute d'aliments.

Parmi les morts, il faut compter M. Cachin, de la maison Maurel et Prom, parti de Gorée avec M. Destojat.

Dans la suite de son mémoire, M. Béranger-Féraud signale les prescriptions quarantenaires qu'il institua pour préserver Gorée de la propagation de la fièvre jaune et celles qui lui paraissent indispensables pour garantir cette colonie de l'imminence possible d'une épidémie pour l'année 1873. Il le termine par une étude fort intéressante sur les origines de la fièvre jaune à la côte d'Afrique qui entraînerait dans de trop longs développements ce compte rendu fort étendu déjà.

En résumé, ce travail sur la fièvre jaune au Sénégal est du plus haut intérêt et présente des qualités de premier ordre.

M. le docteur Costa (de Bastelica), médecin-major de première classe, a présenté à l'Académie un travail intulé :

La Corse et son recrutement. — *Études historiques, statistiques et médicales.*

Ce travail d'une grande étendue, fruit de consciencieuses recherches, est divisé en trois parties.

Dans la première, l'auteur passe en revue l'histoire de la Corse.

Dans la seconde, consacrée à la topographie, il en examine successivement les limites, la forme, la constitution générale, les principales divisions. Puis, viennent la configuration du sol, la géologie, l'hydrologie, les eaux minérales, la climatologie, la météorologie, la flore, la faune, l'agriculture, le commerce, la répartition de la richesse.

M. le docteur Costa étudie dans d'autres chapitres le niveau de l'instruction publique, l'éducation des femmes, puis le tempérament, les mœurs des habitants, leur caractère, et enfin les vices de constitution, la longévité, les maladies les plus habituelles, les endémies.

A l'exception de ces derniers chapitres qui rentrent tout à fait dans le cadre spécial du rapport annuel sur les épidémies, les deux premières parties, on le voit, faites avec le plus grand soin et pleines d'intérêt, appartiennent en grande part à l'étude des questions économiques; mais elles touchent à des sujets dont le lien est facile à saisir avec les origines de la constitution physique de la population. C'est là une bonne introduction et une base sérieuse aux recherches qui constituent la troisième partie.

Dans celle-ci, prenant pour direction les travaux de Boudin, M. le docteur Costa examine l'aptitude militaire de la Corse en analysant une période de 26 ans, de l'année 1838 à l'année 1864.

Cette étude, faite d'abord pour l'île entière et considérée dans son ensemble, est reprise ensuite pour chacun de ses arrondissements et de ses cantons.

On comprend de suite quelle source féconde de déductions l'auteur va trouver dans la comparaison des chiffres variés qui déterminent l'aptitude militaire de chacun d'eux et des conditions de climat, de salubrité, d'habitudes, de professions qui exercent sur cette aptitude, et en particulier sur la taille et sur la nature différente des causes d'exemption, une influence décisive. Soixante-deux cantons passent ainsi sous les yeux du lecteur et la méthode exacte et uniforme qui préside à l'étude statistique et médicale de chacun d'eux rend la comparaison facile et fructueuse.

Les exemptions pour infirmités résultent de l'influence palustre pour les populations qui habitent les rivages marécageux de la Méditerranée, aussi bien que chez celles qui abandonnent leurs villages pour aller passer plusieurs mois de l'année dans des contrées maremmatiques, où elles trouvent des pâturages pour leurs troupeaux et des terres qu'elles ensemencent et dont elles récoltent les produits.

Il n'est point besoin d'insister sur les conséquences bien connues de l'action des marais. Des cachexies profondes, des altérations graves et persistantes de la rate, du foie et des organes de la digestion sont en Corse, comme dans les autres localités soumises à cette pernicieuse influence, les douloureux résultats observés par M. Costa et qui deviennent l'origine habituelle des exemptions pour infirmités.

En dehors de l'intervention si importante de la race et de l'hérédité, c'est encore à l'intoxication maremmatique qu'il faut attribuer la généralité des exemptions pour défaut de taille. Toutefois, en raison de l'existence de ces différents facteurs, les deux faits ne sont pas connexes et tel canton, Calvi par exemple, qui fournit en moyenne 183 exemptions pour infirmités sur 1,000 jeunes gens appelés au recrutement, ne donne qu'une moyenne exceptionnellement faible d'exemptions pour défaut de taille (5 pour 1,000).

A l'autre extrémité de l'échelle, le canton de Salice, qui compte 56 exemptions pour infirmités de moins que Calvi (127 pour 1,000), donne le chiffre énorme de 154 exemptions sur 1,000 pour défaut de taille.

C'est à l'hérédité et à la race qu'il faut attribuer un écart aussi considérable. Néanmoins, ajoute M. Costa, on peut dire d'une manière générale que le défaut de taille est surtout commun dans les cantons pauvres et malsains, où l'endémie palustre exerce les plus grands ravages et produit des infirmités qui, transmises par hérédité des pères aux enfants, amènent à la longue le dépérissement de la race et comme conséquence inévitable l'abaissement de la taille.

En résumé, conclut l'auteur, l'endémie paludéenne est la cause principale et l'on pourrait dire la cause unique de l'exemption du service militaire en Corse.

Cependant il faut introduire un autre élément dans la question. Contrairement à ce qui arrive dans les villes de la France continentale, les populations urbaines, même celles sur lesquelles sévit l'influence palustre, et Calvi en est un exemple, donnent des exemptions proportionnellement moins nombreuses que celles des campagnes. M. Costa attribue à l'abondance plus grande des ressources matérielles et des produits alimentaires ce fait remarquable. C'est à la misère, au complet oubli des règles de l'hygiène, aux fatigues extrêmes qui influent d'une manière fâcheuse sur le développement organique, qu'il rapporte l'infériorité relative de l'habitant des campagnes.

Il ne faut pas aller plus loin toutefois, sans rappeler que, en dépit de ces conditions regrettables, la Corse n'en occupe pas moins une place des plus élevées sur l'échelle de l'aptitude militaire en France.

Les études de Boudin sur l'accroissement de la taille et de l'aptitude militaire comprennent deux périodes, de 1837 à 1849 et de 1850 à 1859 inclusivement.

Dans la première période, la Corse, envisagée au point de vue de sa population recrutable, occupe le troisième rang parmi les départements de la France avec une moyenne de 764 jeunes gens reconnus aptes au service militaire sur 1,000 examinés.

Dans la deuxième période, la Corse occupe le premier rang avec une moyenne d'aptitude égale à 779 pour 1,000. Celle de la France entière étant représentée dans lesdites périodes par les chiffres 623 et 674.

Les recherches de M. Costa comprennent une période entière de 26 ans, 1838-1864. Elles donnent comme moyenne à la Corse un chiffre d'aptitude égal à 774,73 sur 1,000 examinés, avec une légère diminution par conséquent qui porte sur les dernières années.

Il serait impossible de pénétrer plus intimement dans l'examen du remarquable mémoire de M. Costa et de reproduire tout ce qui concerne les 62 cantons qu'il étudie successivement au point de vue du recrutement. De telles recherches se prêtent mal à l'analyse. Elles se distinguent par l'exactitude et la multiplicité des détails et l'on n'en peut tirer pour en montrer tout l'intérêt que la direction générale et les principales conclusions.

Il faut citer toutefois les nombreux tableaux qui rendent plus nettes et plus sensibles les conditions variées dans lesquelles se classent les différentes parties de la Corse au point de vue de l'aptitude militaire. — Tableau des exemptions classées par années et par nature d'exemptions. — Tableau des exemptions sur 1,000 examinés. — Tableau des jeunes gens inscrits, examinés et exemptés dans chaque canton. Puis vient le classement des cantons selon la taille, selon les exemptions pour infirmités, selon l'aptitude militaire, selon le nombre proportionnel des exemptions légales.

M. Costa termine son travail par des tableaux graphiques représentant les variations par années de ces différents faits et enfin trois cartes teintées et cotées qui reproduisent sous une autre forme le même classement appliqué à chacun des cantons.

Ainsi, marchant sur les traces de Boudin, de MM. Goze, Sistach, Allaire, Peruy, Leques, Moullée, H. Bertrand, s'appuyant sur les doctrines exposées devant l'Académie par M. le baron H. Larrey, suivant d'ailleurs la voie qu'il avait brillamment inaugurée lui-même par ses études sur le département du Pas-de-Calais, M. le docteur Costa a constitué pour la Corse un document précieux dans lequel sont exactement reproduites toutes les conditions de topographie, toutes les influences variées qui peuvent exercer leur action sur le développement et la santé générale de ses habitants.

L'aptitude militaire est, en effet, un excellent criterium de la puissance comparée des populations examinées à une époque déterminée de la vie, et on en chercherait vainement un meilleur.

Mais de semblables études doivent se compléter par l'introduction d'autres éléments.

L'aptitude militaire, modifiée d'ailleurs aujourd'hui par l'abaissement des limites de la taille, résultat naturel de l'introduction des armes nouvelles, ne représente qu'un fait arithmétique. Elle résulte uniquement de cette constatation qu'à l'époque de la vingt et unième année, sur 1,000 individus appelés au recrutement, un nombre variable présente les conditions d'admission sous les drapeaux. Sans contredit, les variations de ce chiffre correspondent dans la généralité des cas à des variations parallèles dans la santé des populations. Mais, pour qu'il prenne une importance décisive, il faut le mettre en regard du nombre des naissances qui correspondent au contingent que l'on examine. On comprend, en effet, que dans certaines conditions de milieu ou d'éducation, tous les enfants nés faibles puissent disparaître de telle façon que ceux qui parviennent à la vingtième année présentent une moyenne élevée au point de vue de l'absence d'infirmités et de l'élévation de la taille. On sait, par exemple, que dans les contrées maremmatiques les enfants débiles succombent dans les premières années de la vie et que, parmi les difficultés de la colonisation, on doit souvent placer en première ligne leur excessive mortalité. Point de transmission héréditaire, point de colonisation.

Pour pouvoir conclure de l'aptitude militaire élevée d'une population calculée sur le chiffre des diverses exemptions à des conditions complétement favorables au point de vue de la santé générale et du développement régulier, il faut donc tenir compte de la mortalité du premier âge et de l'adolescence. La véritable aptitude militaire ne peut être appréciée que par la comparaison de ces deux éléments.

M. le docteur Costa n'a point méconnu l'importance de ces considérations, sans les développer toutefois, en indiquant la faible mortalité des enfants en Corse. Les enfants, dit-il, y prospèrent contrairement à ce que l'on observe d'habitude dans les pays chauds.

Tandis que la France continentale perd chaque année 208 enfants sur 1000, la Corse n'en perd que 168. La proportion des décès pour les enfants âgés de 0 à 5 ans n'est en Corse que de 64 p. 1000, tandis qu'elle s'élève, en France, jusqu'à 73 et 74. Les populations adultes présentent au contraire dans leur mortalité des chiffres beaucoup moins favorables. Peut-être eût il été intéressant d'insister plus longuement sur cette partie de la question. Mais elle ne rentrait point d'une manière nécessaire dans le plan de l'auteur qu'il serait d'ailleurs très-facile de compléter dans cette direction.

En résumé, le travail de M. Costa est un modèle du genre et il est très-désirable que le laborieux exemple qu'il donne soit suivi. Si chacun de nos départements était étudié avec le soin qu'il a apporté à l'étude de la Corse, nous posséderions une géographie médicale complète et dont on peut facilement apprécier l'immense utilité. On connaîtrait en effet dès lors quelles influences heureuses ou néfastes s'exercent dans chaque localité sur le développement et la santé de ses habitants. Bien des problèmes d'hygiène trouveraient leur solution et bien des progrès pourraient être réalisés par l'éloignement des causes qui président au développement des endémies.

Ce qui se passe en Corse nous montre une fois de plus combien puissamment elles agissent pour amoindrir les races. Commes elles dépendent presque toujours de conditions assez nettement appréciables, c'est rendre un signalé service que de les bien faire connaître et de permettre ainsi de les combattre et de les détruire.

En résumé, Monsieur le Ministre, l'Académie peut conclure de l'examen des documents que vous lui avez transmis, et cela malgré les vides nombreux que l'absence de renseignements exacts entraîne forcément dans la statistique, que l'année 1872 se place parmi celles qui ont présenté, au point de vue des épidémies, les plus favorables conditions. Les localités envahies par elles ont été en petit nombre, et, à l'exception de quelques contrées, en général limitées, où elles ont sévi avec intensité, la plupart en ont été légèrement atteintes.

Toutefois l'analyse des rapports qu'il nous a été donné d'examiner démontre, de la part de nos correspondants, trop peu nombreux, un zèle et un talent auxquels plusieurs d'entre eux nous avaient déjà habitués. Des travaux de premier ordre, des études exactes, des résumés intéressants, les preuves répétées du dévouement le plus empressé, les efforts les plus louables dans la recherche des moyens de combattre les épidémies, signalent un certain nombre d'entre eux à votre justice pour l'obtention de récompenses méritées.

L'Académie a donc l'honneur, Monsieur le Ministre, de soumettre votre approbation les propositions suivantes.

www.ingramcontent.com/pod-product-compliance
Ingram Content Group UK Ltd.
Pitfield, Milton Keynes, MK11 3LW, UK
UKHW012241240726
13966UKWH00003B/1224

9 782012 874329